Das Widerstandsvermögen des Fußes

Eine qualitative Untersuchung unter besonderer Berücksichtigung der Fußbekleidung

Von

Dr.-Ing. Erhard Möhler

Mit 25 Textabbildungen

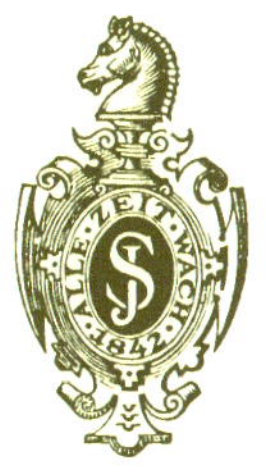

Springer-Verlag Berlin Heidelberg GmbH 1939

ISBN 978-3-662-27698-3 ISBN 978-3-662-29188-7 (eBook)
DOI 10.1007/978-3-662-29188-7

Ursprünglich erschienen bei Julius Springer in Berlin 1939

Geleitwort.

Wenn ich als Facharzt für Orthopädie diesem Buch ein Geleitwort voranstelle, so will ich damit zum Ausdruck bringen, daß der Verfasser, der sich seit vielen Jahren mit dem Fuß und seiner Bekleidung befaßt, jedem, der sich ernstlich um das Problem bestmöglicher Versorgung gesunder, schwacher und deformierter Füße bemüht, etwas zu sagen hat.

Das Buch läßt erkennen, welche Fülle von Einzeluntersuchungen und Verfahren von seiten der medizinischen Wissenschaft zur Lösung des Problems angestellt und ausgearbeitet wurden. In seiner kritischen Übersicht und der Klarstellung von Begriffen schafft der Verfasser eine neue gesicherte Plattform zur Weiterarbeit, auf der er gleichzeitig durch selbsterarbeitete Erkenntnisse richtungweisend den Neubau beginnt.

Der Schuhfachmann, mag er in der Leisten- oder Schuhfabrik, dem Schuhgeschäft oder der Schuhmacherwerkstatt stehen, und der Arzt, insbesondere der Facharzt für Orthopädie, aber auch der Orthopädiemechaniker, werden mit Nutzen das Buch lesen. Der Leser wird dabei erkennen, welche große Verantwortung ihm sein Beruf auferlegt und welches umfangreiche Studium und Wissen notwendig sind, wenn man dem Fortschritt in der Bekämpfung der Fußfehler erfolgreich dienen will.

So möge das Buch hinausgehen, um aufzuklären, zu belehren, Forschung und Praxis anzuregen und somit der Hebung der Fußgesundheit ein Förderer zu sein.

Berlin, im Juni 1939.

Dr. Hellmut Eckhardt.

Vorwort.

Die Anschauung über Erhaltung und Steigerung der Fußgesundheit festigt sich heute erfolgreich nach einer Richtung hin: Während sich früher die Beobachtung vornehmlich auf das Fußskelett erstreckte, wird in unseren Tagen mehr einer Erhöhung der *Leistungsfähigkeit des Spannapparates* Rechnung getragen. Die rein *anatomische Denkweise* weicht somit der *funktionellen*, die sich nicht nur als absolut richtiger, sondern auch als fruchtbarer für die in Schuh und Einlage zu erblickenden praktischen Folgerungen erwiesen hat.

Das Studium der Fußfunktionen ist äußerst verwickelt und setzt Kenntnisse auf dem Gebiete der Mechanik voraus. Es ist deshalb die Aufgabe der vorliegenden Untersuchungen, eine wesentliche Gruppe der Funktionen des Fußes, nämlich sein *Widerstandsvermögen*, systematisch zu untersuchen und aus den Ergebnissen die nötigen Schlüsse auf eine *funktionell einwandfreie Fußbekleidung* zu ziehen. Eine solche ordnende Arbeit erscheint um so nötiger, als in vielen Fachkreisen der schwierige Fragenkomplex noch viel zu oft mit der Aufstellung von Theorien beantwortet wird, die sich bei einem objektiven Bemühen um exakte Beweisführung meistens nicht aufrechterhalten lassen.

Das Bestreben, möglichst mit deutschen Fachwörtern auszukommen, soll auf den Versuch hinweisen, den schwierigen Stoff auch den für die Fußbekleidung verantwortlichen Fachleuten näherzubringen, zu deren Tätigkeitsgebiet der Gebrauch fremdsprachlicher Fachausdrücke nicht gehört.

Möge der Wunsch des Verfassers recht bald in Erfüllung gehen, daß die geschlossenen Bemühungen aller am Werke beteiligten Fachleute in „Theorie und Praxis" unter Vermeidung jedweder Kräftezersplitterung endlich zu einer *allgemeinen Hebung der Fußgesundheit* führen! Zur Erreichung dieses hohen Zieles soll die vorliegende Arbeit durch die *Entwirrung strittiger Fragen* bzw. durch eine *klare Aufstellung der noch zu lösenden Aufgaben* einen Beitrag liefern.

Klotzsche bei Dresden, Juni 1939.

Dr. Erhard Möhler.

Inhaltsverzeichnis.

I. Aufgabe.

Rein *anatomische Betrachtungen des Fußes* haben bereits zu zahlreichen Untersuchungen seines Widerstandsvermögens geführt. Als die *Beziehungen zwischen Form und Funktion* erkannt wurden, gelang die Aufstellung verschiedener das Material anatomischer Untersuchungen verdichtender Hypothesen, aus denen sich in Verbindung mit Erfahrungstatsachen Theorien entwickelten, deren Bedeutung zum großen Teil überschätzt wurde. Solche falsche Gedankengänge führten nun wieder häufig zu manchem eigenartig entwickelten Erzeugnis in der Schuh- bzw. Einlagenherstellung, dessen Breitenwirkung in vielen Fällen weniger von seiner Brauchbarkeit, als vielmehr von der Werbetüchtigkeit des betreffenden Herstellers abhing. Ja, es läßt sich sogar beobachten, daß derartige, sich ursprünglich auf den Fuß beziehende Theorien mitunter auch nicht die Spur einer teilweisen exakten Beweisführung gestatten, vielmehr ihre Beziehung zu den unteren Gliedmaßen fast ganz verlieren und sich dann vollkommen auf Einlage oder Schuh erstrecken. In solchen Fällen stellt sich dann eine Fußbekleidung dar, deren Aufgaben in den Mantel einer Theorie gehüllt werden, nach der sich der menschliche Fuß gleichsam zu richten hat. Der vielfältige Wandel der Anschauung wird verständlich durch die Schwierigkeiten, die bei der Beobachtung des Fußes entstehen und durch die Tatsache, daß bislang der Pflege der Füße ganz allgemein leider viel zu wenig Augenmerk geschenkt wurde.

Es ist deshalb eine notwendige und lohnende Aufgabe, *Art und Größe des Widerstandsvermögens im Fuße* zu klären, zum anderen die *Grenzen unserer heutigen Erkenntnisse* darzulegen und schließlich unter Feststellung der noch übrigbleibenden Forscherarbeit die nötigen *Folgerungen hinsichtlich der Fußbekleidung* zu ziehen.

Eine solche Untersuchung muß zunächst einmal kritisch alle Theorien bzw. Hypothesen prüfen, die sich auf die Festigkeit des Fußes beziehen, denn gerade auf diesem Gebiete sind bislang häufig genug Irrwege beschritten worden, die nicht zum Ziel führen konnten, da sie von unfruchtbaren, nämlich rein anatomischen Grundlagen ausgingen. Schließlich entbehrt ein solcher Versuch der Aufklärung nicht einer gewissen Berechtigung in einer Zeit, die theoretisch wie auch praktisch in immer stärkerem Maße die Fußfunktionen in den Vordergrund treten läßt, damit den Anfang zu einer erfolgversprechenden Betrachtungsweise vermittelnd. Bei einer solchen grundsätzlichen Änderung des Standpunktes kann es natürlich nicht ausbleiben, daß wiederum neue Theorien erwachsen, nachdem die alten Anschauungen als überwunden zu betrachten sind; immerhin betonen alle diese neuartigen Theorien die Funktionen des Fußes, wodurch wir schon einen Schritt weiter zur Erkenntnis gelangt sind als durch rein anatomische Überlegungen. Da aber die Funktionen des Fußes etwas ungemein Verwickeltes darstellen und, zumal in ihrer Abhängigkeit von den Umwelteinflüssen, bei weitem noch nicht restlos geklärt sind, müssen alle diese Theorien sehr genau auf den Grad ihrer Wahrscheinlichkeit hin geprüft werden, sonst läuft vor allem bei der praktischen Auswertung die schuhherstellende Industrie Gefahr, vom bisherigen Standpunkt zu einer vollkommen gegensätzlichen Stellungnahme allen diesen Fragen gegenüber zu gelangen. Und wie auf allen anderen Gebieten dürfte auch hier der unvermittelte Schritt von einem Extrem ins andere keinen Fortschritt bedeuten.

Gerade in der heutigen Zeit spaltet die vollkommene *Gegensätzlichkeit der Anschauungen über die Fußfunktionen* die theoretisch sowie praktisch schaffende Fachwelt in zwei Lager auf: Das eine versucht gemäß der Anschauung einer zurückliegenden Zeit, die häufig noch als die klassische bezeichnet wird, den Fuß derart zu bekleiden, daß ihm der Schuh gewissermaßen eine allseitige Erleichterung durch einengende Stützung verschafft. Zum Beispiel sagt SCHANZ: „Der Schuh könnte auch dem Fuß zu Hilfe kommen, wenn er bewirken könnte, daß das Gewölbe eines mit Schuh versehenen Fußes durch die abfallende Belastung weniger niedergetreten wird als das Gewölbe desselben Fußes, wenn er ohne Schuh dieselbe Belastung erfährt.“ Aus einer solchen Anschauungsweise entwickelte sich bis vor kurzem die Herstellung unseres sog. „orthopädischen Serienschuhwerkes“ und größtenteils auch des Maßschuhwerkes, indem es durch eine möglichst „allseitige Lagerung“ des Fußes von unten her „das Gewölbe stützen“, die eigentliche Auftrittsfläche aber „entlasten“ wollte.

Gegenüber dieser für den haltungsrichtigen und schwachen Fuß heute als falsch erkannten Forderung, die auf rein anatomischen Betrachtungsweisen aufgebaut war, wird nunmehr der Hauptwert auf die Funktionen des Fußes gelegt, d. h. auf seine Tätigkeit, und eine zweckmäßige Förderung seines Arbeitsvermögens wird als Ursache der Erhöhung des Widerstandsvermögens im Fuß erkannt. In logischer Folgerung führen solche Gedankengänge zu der ganz eigenartigen Entwicklung eines Schuhwerks, das nicht nur nicht dem Fuß durch irgendeine stützende Hilfsmaßnahme Arbeit abnehmen soll, sondern ihn darüber hinaus zu größtmöglicher Bewegungsleistung zwingt. Am reinsten ist dieser Gedanke in einem *„fußbeweglichen“ Schuhwerk* verwirklicht, das schließlich überhaupt kein versteifendes Konstruktionselement besitzt, wobei häufig Fragen der fabrikationstechnischen Notwendigkeiten sowie des Verschleißes als unbedeutend zurückgewiesen werden. Alle diese eine Einschränkung der Fußbeweglichkeit vermeidenden Bestrebungen sollen zu einem vielseitigen Gelenkspiel und damit zur Steigerung der Muskelleistung führen, ein Gedankengang, der vollkommen logisch aufgebaut ist: Das Arbeitsvermögen unserer Fußmuskeln, deren physiologischer Gesamtquerschnitt ein beträchtlicher ist, reicht bei ihrer normalen Entwicklung mit Unterstützung des passiven Spannapparates vollkommen aus, um die auf den Fuß einwirkenden großen Lasten aufzufangen. Wohl aber ist zu bedenken, daß das eben angedeutete Arbeitsvermögen der Fußmuskulatur infolge der häufig abgewinkelten Lage der Sehnenzüge nicht voll ausgenutzt werden kann und zum anderen das Widerstandsvermögen des Fußes, wie durch die folgenden Untersuchungen dargelegt werden soll, ganz eigenartig ausgebildet ist. Derartige kritische Überlegungen, die nur möglich sind bei klar abgrenzender Festlegung unserer heutigen Kenntnisse der Fußfunktionen, dürften vor allem für die Schuhherstellung zumindest zweckmäßig sein, um von vornherein zur Aussichtslosigkeit verurteilte Versuche zu vermeiden.

Überblickt man den angeschnittenen Fragenkomplex, so ergibt sich eine Fülle von Problemen, die zum Teil noch auf eine Lösung warten; sind sie noch nicht geklärt, so müssen die der Beantwortung harrenden Fragen zumindestens ganz klar aufgezeichnet werden. Denn es hat den Anschein, daß gerade auf dem Gebiete der Fußfunktionen der Blick für klare Erkenntnisse vielfach getrübt wird durch Entwicklung von Theorien, die sich in verallgemeinernder Weise mit den Bewegungsvorgängen im menschlichen Körper überhaupt abgeben. Solche Überlegungen verlassen häufig den Boden physikalischer und physiologischer Tatsachen, indem sie neue, unbeweisbare Bewegungsgesetze aufstellen, die leider nur zu häufig von oberflächlichen Beobachtungen abgeleitet werden.

Es wird deshalb zweckmäßig, ja nötig sein, von vornherein über gewisse *Fachausdrücke* grundsätzliche und eine Verallgemeinerung im Gebrauch verbietende Klarheit zu schaffen:

1. Unter *Widerstandsvermögen des Fußes* soll seine Fähigkeit verstanden sein, die auf ihn einwirkenden Kräfte dauernd so aufzufangen, daß er keine Schädigung erfährt.

Dabei ist der Begriff „einwirkende Kraft“ nicht nur im rein mechanischen Sinne zu verstehen, in ihm ist vielmehr die Summe aller Beeinflussungen zu erkennen, welche die Fähigkeit des Fußes, haltungsrichtig und leistungsfähig zu bleiben, zu mindern vermögen. Soll der Widerstand einem Kraftaufwand gleichgesetzt sein, so müssen alle am Fuße zehrenden Erscheinungen als nachteilige Gegenkräfte erkannt werden. Somit wird die Frage nach der Kraftbeeinflussung auch das physiologische Gebiet streifen müssen.

2. Der Begriff „*Funktion*“ bedarf einer Erläuterung, da er in den einzelnen Wissensgebieten verschieden ausgelegt wird. Ganz allgemein weist eine Funktion auf eine häufig in gewisser Regelmäßigkeit verlaufende Tätigkeit, Verrichtung, Leistung hin. Nach Goethe ist die „Funktion das Dasein in Tätigkeit gedacht“. Die funktionelle Beobachtung des Fußes z. B. erstreckt sich auf seine Aufgaben dem Gesamtkörper gegenüber, die, stammesgeschichtlich betrachtet, einen Wechsel erfahren haben, der sich gut verfolgen und zu wichtigen Schlußfolgerungen heranziehen läßt. Die Aufgabe, den einwirkenden Kräften in ihrer Gesamtheit sich federnd auswirkende Gegenkräfte entgegenzusetzen, ist eine wesentliche Funktion des menschlichen Fußes. Die Untersuchung seines Widerstandsvermögens ist daher vornehmlich nach funktionellen Gesichtspunkten durchzuführen, wobei in den folgenden Ausführungen unter Funktion eben ausschließlich soviel wie Tätigkeit, Verrichtung, Aufgabe zu verstehen ist. Derartige Überlegungen, in die infolge der Beobachtungen des belebten Fußes oft die physiologische Betrachtungsweise einbezogen werden muß, sind für theoretische und praktische Folgerungen ungleich fruchtbarer als eine starre und beharrliche Auslegung rein anatomischer Verhältnisse.

Diese Feststellung ist nötig, denn der Begriff „Funktion“ erfährt häufig noch eine das Verständnis für gewisse Vorgänge fördernde Einengung im mathematisch-physikalischen Sinne: Die Funktion ist dann die Darstellung für die gegenseitige Abhängigkeit von Vorgängen, Begriffen, Erscheinungen, wobei dieses Verhältnis zum Ausdruck kommt durch Beziehungen veränderlicher Größen zueinander, von denen ein Teil unabhängig ist. Die Veränderung der einen unabhängigen Größe bedingt also eine häufig nach bestimmter Gesetzmäßigkeit verlaufende Veränderung der anderen abhängigen Größe. Zur Vermeidung von Unklarheiten soll für ein derartiges Abhängigkeitsverhältnis der Ausdruck „Beziehung" gewählt sein.

Ist das Widerstandsvermögen erkannt als eine Funktion des Fußes, d. h. als eine seiner Aufgaben, so läßt seine Darstellung allein noch keine weittragenden Schlüsse zu. Vielmehr muß es, soll die Untersuchung möglichst erschöpfend sein, in Anlehnung an die eben dargelegte, einengende Deutung des Begriffes Funktion noch in Beziehung gesetzt werden zu verschiedenen unabhängigen, aber veränderlichen Größen: Der Widerstand des Fußes in physiologisch-mechanischem Sinne ist wertmäßig abhängig von der Gesamtbeschaffenheit des Körpers, insbesondere von dem Maße der körperlichen und seelischen Widerstandskraft des Individuums gegen krankheitsfördernde Einwirkungen und darüber hinaus von äußeren Einflüssen wie Bodenbeschaffenheit, Geschwindigkeit des sich bewegenden Menschen, Art der Fußbekleidung, Gesamtstellung der unteren Gliedmaßen u. a. Es bietet sich dem Forscher eine Fülle von Problemen, die alle noch einer exakten Untersuchung harren.

Aus diesen grundsätzlich durchgeführten Deutungen läßt sich zum Teil bereits die Schwierigkeit des Aufbaues funktioneller Überlegungen hinsichtlich des Fußwiderstandes erklären, und manche aus der Beobachtung der Fußfunktionen gezogenen Fehlschlüsse beruhen auf der Vernachlässigung der mannigfachen und schwerwiegenden Beziehungen zwischen dem Fuß und den sie beeinflussenden Umweltsbedingungen. In diese schwierigen Beziehungen Ordnung und eine noch größere Klarheit zu bringen, ist eine lohnende Aufgabe für den forschenden Fachmann, der aber einschränkend voraussetzen muß, daß hinsichtlich der Beobachtung des Fußes Verhältnisse physischer und psychischer Art festzustellen sind, die sich einer exakten Erforschung wohl stets verschließen werden.

3. Es läßt sich nicht umgehen, hier einmal grundsätzlich einige *Begriffsbestimmungen* zu klären, die dem Sprachgebrauch der *Mechanik* entlehnt sind, denn es hat sich gezeigt, daß auf diesem Gebiete falsch angewandte Bezeichnungen häufig falsch gezogene Schlüsse ergeben. Außerdem führt eine ungenaue Anwendung solcher Fachwörter häufig zu unbegründeten Meinungsverschiedenheiten der aus verschiedenen Lagern kommenden Fachleute, deren Wissensgebiet von dem der physiologischen Mechanik getrennt ist.

Die *Mechanik* ist ganz allgemein die Lehre, die sich mit den Kräften und den unter ihrem Einfluß entstehenden Bewegungsverhältnissen befaßt. Beziehungen herstellende Beobachtungen von Kraft und Bewegung können nun unter verschiedenen Gesichtspunkten durchgeführt werden:

Es ist einmal möglich, ausschließlich die Bewegungen als solche zu betrachten, ohne Rechenschaft über ihre Entstehung zu fordern, also über die Einwirkung der Kräfte, welche die entsprechenden Beschleunigungen bzw. Verzögerungen hervorrufen. Dieses Wissensgebiet wird umschlossen von der *Kinematik* als der Lehre von den reinen Bewegungsvorgängen.

Andererseits ist es zweckmäßig und meistens für die Nutzanwendung der Erkenntnisse unerläßlich, die Bewegungen in Beziehung zu setzen zu den sie auslösenden Kräften, und diese Wissensdisziplin wird zusammengefaßt unter der Bezeichnung *Kinetik*. Ein kinetisches Problem kann aber nur gelöst werden mit Hilfe der gemeinsamen Betrachtung von Kraft und Bewegung.

Die Kinetik wird nun in zwei wichtige Abschnitte aufgeteilt: Die Lehre vom Gleichgewichtszustand, also von den Körpersystemen, wo einwirkenden Kräften gleich große, aber entgegengesetzte Kräfte entgegenstehen, ist die *Statik*. Sie hat sich vornehmlich mit den Festigkeitseigenschaften der Stoffe zu befassen sowie mit den sich im Ruhestand befindlichen Körpern.

Hingegen faßt die *Dynamik* alle mechanischen Probleme zusammen, die sich auf die Kräfteverläufe und im engeren Sinne auf die daraus resultierenden Bewegungen beziehen. Dynamische Fragen sind also sehr oft in Zusammenhang zu bringen mit Erörterungen über die Bewegungsverhältnisse. Andererseits kann jedes dynamische Problem durch ein statisches ersetzt werden.

Es ist zwar üblich, das Anwendungsgebiet dieser ursprünglich rein mechanischen Begriffe zu weiten und auszudehnen auf andere Wissensgebiete, wie z. B. auf das der Volkswirtschaft, der Philosophie, ja auch auf das Gebiet der Medizin: So wird in der Pathologie mitunter vom statischen oder kinetischen Plattfuß gesprochen. Darüber hinaus setzt sich eine solche zu diesen Ausdrücken führende Gedankenreihe auch fort auf die aus ihnen sich entwickelnden Erzeugnisse: Wortbildungen wie „statische" Einlage, „dynamischer" Schuh u. a. werden leider viel zu häufig angewandt und sind unbedingt als sachlich unrichtig und verwirrend zu verwerfen. Andere Fachwortverbindungen wie „dynamische Fußstellung" und „statische Fußlagerung" sind ebenso irreführend wie unzweckmäßig. Infolgedessen mögen hier im Interesse exakter Beobachtungen und Untersuchungen die Bezeichnungen Statik und Dynamik im rein mechanischen Sinne mit aller Vorsicht angewandt werden, damit keine Unklarheiten entstehen. Auch ist es, wie es im Fachschrifttum oft geschieht, nicht richtig, von einem statischen Plattfuß im Gegensatz zum spastischen oder paralytischen zu sprechen, wenn darunter ätiologisch eine Deformität zu verstehen ist, die sich als Auswirkung verringerten Widerstandsvermögens darstellt (Belastungsdeformation). Wenn schon eine Beziehung zu den rein mechanischen Vorgängen sprachtechnisch hergestellt werden soll, dann verdient die Bezeichnung „kinetischer" Plattfuß noch die meiste Berechtigung (vgl. MICHAELIS). In keinem Falle ist es aber angängig, statisch und starr, dynamisch und beweglich schlechterdings gleichzusetzen, wie es leider sehr oft geschieht.

4. Die Klarlegung des Widerstandsvermögens des Fußes erfordert die Kennzeichnung eines Fußzustandes, auf den alle anderen Zustände, vor allem pathologischer Art, bezogen werden können. Am besten geht man dabei vom Begriff des *Normalfußes* aus. Für seinen Zustand ist eine klare Darstellung um so notwendiger, als die Fülle des Schrifttums über dieses Thema bereits anzeigt, wie abweichend die Ansichten der einzelnen Verfasser hinsichtlich dieser Kennzeichnung sind.

In den folgenden Ausführungen soll unter Normalfuß ein Fuß verstanden sein, der sowohl *haltungsrichtig als auch voll leistungsfähig* ist. In diesen beiden Begriffen deutet sich bereits der Gedankengang an, der ausschließlich, aber auch nur zusammen zur Kennzeichnung dieses Fußzustandes führt, nämlich die anatomische und die funktionelle Betrachtungsweise. Die anatomischen Kennzeichen genügen ebensowenig allein wie die funktionellen; beide zusammen ergeben erst das wirkliche Bild des normalen Fußes, überhaupt eines jeden Fußes. Der haltungsrichtige Fuß wird ermittelt durch die Untersuchung des Fußskeletts, am einwandfreiesten im Röntgenbild. Die normale Lagebeziehung der einzelnen

Skeletteile zueinander ist unter Beobachtung bestimmter Voraussetzungen dem geübten Auge einigermaßen genau erkennbar. Ferner kann die Beobachtung der trajektoriellen Strukturen in den Knochenbälkchenzügen der Skeletteile wesentliche Anhalte hinsichtlich der Lagebeziehung der Knochen zueinander verschaffen, vor allem bei pathologischen Veränderungen. Die Lehre von der Verwandlung (Transformation) der Knochenstruktur erlaubt zum Teil exakte Beweisführungen (vgl. LETTENBAUER).

Ist es also rein anatomisch in den meisten Fällen möglich, die Haltungsrichtigkeit des Fußes exakt zu ermitteln, so muß die Anwendung irgendwelcher Meßmethoden versagen, soweit es sich um die Beurteilung seiner Leistungsfähigkeit handelt. Ein haltungsrichtiger Fuß braucht noch lange nicht voll leistungsfähig zu sein, denn es gibt genügend Füße, die verformungsfrei sind, dagegen aber nicht oder nur wenig leistungsfähig. Andererseits sind hinreichend Fälle bekannt, wo ein deformierter Fuß sehr gute Marsch- und Standleistungen ermöglicht. Haltungsrichtigkeit und volle Leistungsfähigkeit formen also zusammen das Bild des Fußes im Normalzustand.

Unter Berücksichtigung dieser Klarlegungen kann auch der Begriff „*Fußschwäche*“ (Insufficientia oder Impotentia pedis) eine genauere Kennzeichnung als bisher erfahren, wenn auch exakte Messungen nicht möglich sein dürften: Ist die Leistungsfähigkeit der aktiven (Muskeln) und passiven (Gelenkkapseln, Gelenkbänder, Binden) Spanngewebe gemindert, das Widerstandsvermögen des Fußes in seiner Gesamtheit also verringert, ohne daß eine Verformung des Skelettes deutlich oder in großem Maße festzustellen ist, so ist auf einen „schwachen“ Fuß zu schließen. Ein objektives Kennzeichen einer Fußinsuffizienz ist wohl kaum zu ermitteln, vielmehr kann sich dieser Zustand in starken Ermüdungserscheinungen oder Schmerzauslösungen im Fuß oder Bein oder in der Hüfte andeuten. Diese einschränkende Begriffsbestimmung mag auf die Tatsache hinweisen, daß eine Belastungsdeformität nur eine Folgeerscheinung einer Fußschwäche sein kann.

Bei vorhandenen Einrichtungen ist die anatomische Seite der Normalfußuntersuchung verhältnismäßig leicht zu ermitteln. Für die Leistungsfähigkeit, die mittelbar zum Teil selbstverständlich von den meßbaren anatomischen Verhältnissen, zum größeren Teil aber von unwägbaren Einflüssen physiologischer und auch seelischer Art abhängt, ist weder ein Meßverfahren noch eine einwandfreie Bezugsgrundlage aufzustellen. Hier ist der Untersuchende vielmehr abhängig von dem Bericht des Untersuchten, der sich vornehmlich auf Darstellung schmerzender Stellen bzw. der Art der Schmerzäußerung beschränken wird.

Da die Festlegung des Normalfußes eben teilweise von vollkommen unwägbaren Faktoren abhängt, deren Beobachtung zudem zahlreiche Fehlerquellen in sich bergen kann, muß sich der Fachmann mit der Erkenntnis begnügen: *Ein Fuß ist dann als normal anzusprechen, wenn er haltungsrichtig dauernde Stand- und Marschleistungen ohne bleibende Ermüdungserscheinungen oder Schmerzäußerungen zu vollbringen befähigt ist.*

Aus dieser Begriffsbestimmung geht aber auch hervor, daß der Zustand des Fußgewölbes nicht schlechterdings in unmittelbare Beziehungen zu irgendwelchen Fußbeschwerden gesetzt werden darf, denn die Leistungsfähigkeit ist nur zum ganz geringen Teil abhängig von dem sich zunächst kaum verändernden

Zustand der Fußknochen, vielmehr von dem Spannvermögen der das Fußskelett zusammenhaltenden Gewebe! Erst bei ausgesprochenen Deformitäten kann eine wesentliche Formänderung in eindeutiger Weise primär Beschwerden erkennen lassen. Solange diese nur im Röntgenbild klar erkennbaren Merkmale nicht vorhanden sind, wird der Beschaffenheit des Fußgewölbes nur eine sekundäre Bedeutung zugemessen werden müssen.

Hieraus folgt, daß das Bestreben, einen Normalfuß zu erhalten, gleichlaufen muß mit einer Erhöhung seiner Leistungsfähigkeit. Diese ist also primär gegeben durch die Spanngewebe. *Ein Normalfuß wird ein normales Widerstandsvermögen besitzen, das sich zwar dem Auge meistens in einer normalen Lagebeziehung der Fußknochen offenbart, das aber abhängig ist lediglich von der physiologisch-mechanischen Leistung der Fußspanner.*

Somit kann der Normalfuß auch gekennzeichnet werden als ein Fuß, dessen vornehmlich in den Spanngeweben verkörpertes Widerstandsvermögen mindestens gleich groß ist den auf ihn einwirkenden Belastungen, eine Definition, die sich von der vielfach üblichen Beziehung zum Gewölbebau entfernt. Sie ist aber logischer und hinsichtlich der praktisch zu ziehenden Folgerungen auf dem Gebiete der Fußlagerungen bedeutend fruchtbarer, denn sie setzt grundsätzlich an Stelle der starren anatomischen die den belebten Fuß beobachtende funktionelle Denkweise.

Der Unterschied dieser beiden Standpunkte wird deutlich durch die Technik des Maßnehmens beim handgearbeiteten Schuh: Am unbelasteten und belasteten Fuße werden verschiedene Umfangsmaße festgestellt und diese unter Berücksichtigung der Erfahrungswerte des Maßschuhmachers ausgemittelt. Dieser weiß, daß der auf solche Weise entstandene Schuh in vielen Fällen nicht ohne weiteres paßt, vielmehr sind noch verschiedene Abänderungen nötig. Ja häufig wird der handgearbeitete Leisten erst nach entsprechender Umarbeitung bei der Herstellung des zweiten oder dritten Maßpaares die richtige Form haben. Diese Schwierigkeiten haben eine ganz natürliche Ursache: Das Maßnehmen bezieht sich auf zwei verschiedene, gleichsam „anatomische" Stellungen des Fußes, die somit seiner Form, abhängig von seinem Gewölbebau, in dieser Stellung entsprechen. Der „funktionierende" Fuß hat aber in beliebig großer Anzahl zu wählende Stellungen, denen jeweils eine bestimmte Form entspricht. Die im Widerstand sich darstellenden Funktionen der Spanner können eben in zwei Lagen allein nicht genügend zum Ausdruck gebracht werden. Daß die Spanne zwischen Maßnahme und Erfolg um so größer werden kann, je mehr die Fußverformung fortgeschritten ist, bedarf keines Beweises. Wohl aber möge andererseits anerkannt werden, daß es in der Serienschuhherstellung bereits eine große Anzahl von Leisten gibt, deren Herstellung nicht mehr so sehr nach „anatomischen" Grundsätzen erfolgt als vielmehr unter Einbeziehung systematisch gesammelter Erfahrungen auf funktionellem Gebiet.

Noch stärker rückt die funktionelle Betrachtungsweise und damit das Widerstandsvermögen des Fußes in den Vordergrund bei den praktischen Schlußfolgerungen für die vorbeugende und heilende Behandlungsweise. Die Zeit dürfte endgültig vorüber sein, wo man glaubte, einen Fuß grundsätzlich nach *„anatomischen Gesichtspunkten" durch Stützung im Gewölbe* leistungsfähig zu erhalten bzw. zu machen. Vielmehr treten heute die *„aktiven" Maßnahmen* bei Behandlung und Bekleidung des Fußes in den Vordergrund, die das in den Spanngeweben verkörperte Widerstandsvermögen zu erhalten oder zu vergrößern trachten. Diese Erkenntnisse haben sich sowohl auf dem Gebiete der Gymnastik als auch auf dem der Einlagentherapie sowie der Schuhherstellung allgemein durchgesetzt. Mit anderen Worten: *Die sich auf den Zustand des Fußgewölbes beziehende anatomische Betrachtungsweise ist erfolgbringend verdrängt durch Überlegungen über das Widerstandsvermögen des Fußes.*

Somit ist die Aufgabe der vorliegenden Untersuchungen genau gekennzeichnet: Das vornehmlich sich in den Spanngeweben darstellende Widerstandsvermögen des Fußes soll untersucht werden, und darüber hinaus sollen dann die praktischen Folgerungen hinsichtlich der Fußbekleidung gezogen werden. Dabei ist es vorteilhaft, die vorläufigen Grenzen unserer Erkenntnismöglichkeit ganz klar zu umreißen, um alles, was nicht exakt beweisbar ist, in das *Gebiet der Theorie bzw. Hypothese* zurückzuweisen. Es soll nicht verkannt werden, daß jede sich mit diesem Stoff befassende Denkarbeit insofern von Bedeutung sein kann, als sie vielfach einer geistigen Mobilisation gleichkommt. Zur Umformung in irgendwelche Erzeugnisse, vor allem in der Schuhwirtschaft, sind alle den Boden der Tatsachen verlassenden Überlegungen erst dann reif, wenn sie hinreichend bewiesen werden können, sei es auch nur durch den genügenden Erfolg zahlreicher praktischer Versuche. Dann aber können solche Erkenntnisse schon nicht mehr als Theorien angesprochen werden, sondern sie sind eben in streng beweisbare Tatsachen abgewandelt. Diese Kritik ist berechtigt im Hinblick auf zahlreiche Versuche, die sich nicht mit der Untersuchung der Fußfunktionen begnügen, sondern darüber hinaus ganz allgemein gültige neue Bewegungsgesetze, zumeist in unklarer Formulierung, andeuten. Alles aber, was mit Kraft und Bewegung an sich zusammenhängt, wird vom Aufgabengebiet der Mechanik umrissen, die eine Abwandlung unbeweisbarer Behauptungen ins Praktische verbietet.

Die Bedeutung der richtigen Abschätzung des Widerstandsvermögens unseres Fußes erhellt zudem noch aus der Tatsache, daß wir es uns heute nicht mehr leisten können, die Füße rein individuell zu beschuhen. Die auf den Fuß gerichtete Beobachtung hinsichtlich Form und Leistungsfähigkeit muß in unserer Zeit aus ökonomischen Gründen eine Abrundung insofern erfahren, als von gewissen Fußtypen eine gute Durchschnittsform gewählt wird, die dann in einem bestimmten Leisten ihre Verwirklichung erfährt. Der fabrikationsmäßig hergestellte Serienschuh wird dann über „einen Leisten" gezwickt, und deshalb muß eine alle Unklarheiten vermeidende Erkenntnis des Fußwiderstandesvermögens zur unumstößlichen Forderung erhoben werden, deren Erfüllung zudem einer *Kampfansage an überspitzte modische Einflüsse* gleichzusetzen ist, die den Fuß nur zu schwächen vermögen!

II. Erkenntnisse.

Die Überwindung eines Standpunktes führt nur zum Erfolg, wenn sie ehrlich ist und somit die kritische Einstellung gegenüber neuen, zur Erkenntnis führenden Wegen fördert. So mag auch die Beurteilung früherer, heute als veraltet geltender Anschauungen hinsichtlich der Leistungsfähigkeit des Skelettgewölbes durch ein systematisches Ordnen die Bahn zu neuen Erkenntnissen ebnen, indem gerade bezüglich des Streites um die *Konstruktion des Gewölbes* Ablehnung und Bejahung gegeneinander abgewogen werden.

Die Beobachtung entbehrt nicht eines gewissen Reizes, wie hinsichtlich der Beurteilung des Widerstandsvermögens zunächst einmal die *Form des Fußes in primärer Weise* eine große Rolle gespielt hat. Wir sind zwar in der Lage, die *Beziehungen zwischen Funktion und Formung* des gesamten Fußes ziemlich klar zu erkennen, und es hat schon eine gewisse Berechtigung, wenn wir aus der stetig sich ändernden Gesamtformung des Fußes für eine erste Beurteilung auf seine Beanspruchung und auf seinen Zustand Schlüsse ziehen. Die zahlreichen bisherigen Untersuchungen über die Festigkeit des Fußes zeigen aber, daß in sehr vielen Fällen lediglich das Äußere der Fußform und nicht seine innere Struktur zur Beurteilung herangezogen wurden. Dabei hat sich die Bezeichnung „*Fußgewölbe*“ im Sprachschatz des Theoretikers und Praktikers zunächst durch die beziehungslose Beobachtung eingebürgert, daß der Fuß meistens nicht allseitig mit der Sohle (plantigrad) auftritt, sondern nach innen und oben längs und quer „durchgewölbt“ oder „aufgebogen“ ist. Ein leistungsfähiger Fuß wurde vielfach einem „schön gewölbten“ Fuße gleichgesetzt. Eine genauere Bezeichnungsweise prägte dann später diesen Konstruktionsbegriff immer mehr für die Form des gesamten Fußskeletts, je mehr die Deformatität im rein orthopädischen Sinne ausschließlich vom Skelett her beobachtet und bekämpft wurde (vgl. ANDRY: L'orthopédie ou l'art de prévenir et de corriger dans les enfants les déformités du corps). Damit setzen die Bemühungen ein, in Anlehnung an ähnliche technische Schöpfungen Form und Eigenschaft in Abhängigkeit zu setzen und die Festigkeit des Fußskeletts gemäß dem Grad seiner Wölbungen zu ermitteln. Es ist gleichgültig, ob die Form als Ausgangspunkt der Betrachtungen zu der Ermittlung der Festigkeit dieser Gewölbekonstruktion geführt hat, oder ob man zuerst die Festigkeitseigenschaften dieses eigenartigen Baues zu erkennen glaubte und aus diesen Beobachtungen heraus die Bezeichnung wählte. Jedenfalls steht fest, daß es bislang, namentlich in den Kreisen der gebildeten Laien, üblich war und auch heute noch vielfach üblich ist, den Fuß schlechterdings als ein Gewölbe anzusprechen und mit dieser Bezeichnung auch die entsprechenden Eigenschaften des technischen Gewölbes ohne Einschränkung zu verbinden. Wenigstens deuten auch heute noch gerade auf dem Gebiete der Einlagentherapie zahlreiche Erzeugnisse auf eine ähnlich gelagerte Einstellung ihrer Hersteller hin.

Das umfangreiche Schrifttum zeigt, daß gerade auf dem Gebiete dieser Gewölbeuntersuchungen die verschiedensten Theorien ausgearbeitet worden sind. Die Vielzahl der hypothetischen Konstruktionen wird bereits ersichtlich aus der großen Anzahl von Bezeichnungen: Es werden ein oder mehrere *Gewölbe*, *Bögen*, *Wölbungen*, *Nischen*, *Kuppeln*, *Kreuzgewölbe* usw. erwähnt, und je nachdem ein Verfasser mehr der einen oder anderen, aus dem technischen Sprachgebrauch entlehnten Bezeichnung zuneigt, konstruiert er auch für den Fuß seine Gedankengänge hinsichtlich der Festigkeitseigenschaften dieser Formen. Selbstverständlich müssen dann solche verschiedene konstruktive Überlegungen auch zu verschiedenen Deutungen bezüglich der Entstehung, des Verlaufes und der Heilung von Fußdeformationen führen. Die teilweise Unklarheit, ja schließlich Verworrenheit auf dem Gebiete aller solcher Gewölbekonstruktionen ist mit eine Erklärung für die Tatsache, daß auch heute noch hinsichtlich der Krankheitsentstehung mancher Fußverformungen und ihrer Behandlungsweise keine einheitliche Meinung in der Fachwelt zu finden ist. Eins steht fest: *Bezüglich des Gewölbebaus des Fußskeletts wird auch heute noch mitunter zu viel konstruiert und zu wenig erkannt!* Zu dieser Behauptung muß man unwillkürlich bei der Betrachtung der Fülle von gedanklichen Gebäuden, die um das Fußgewölbe herum errichtet worden sind, gelangen.

Die größtmögliche Widerstandsleistung wurde dem Fuße zuerkannt, wenn sich sein Skelett unter dem Einfluß der Last zu einem beinahe in sich geschlossenen Gewölbe zusammenschließen könnte. So entstanden zunächst einmal alle die Theorien, die das Fußgerüst in seiner Gesamtheit als Kuppel, Nische, Gewölbe u. a. ansprachen. Eine Lockerung erfahren diese Anschauungen, wenn bereits die Wirkung der Spanngewebe wenigstens teilweise mit in Ansatz gebracht werden. v. MEYER z. B. nennt den Fuß den Urtypus einer Knochenkonstruktion von 12 Knochen (ohne Zehen), die am schwebenden Fuße größtenteils lose gegeneinander beweglich sind, beim Belasten aber eine einzige starre Masse bilden infolge des agonistischen Gleichgewichtes zwischen Schwere und Bänderspannung.

Sehr eng paßten sich diesem Rahmen nun alle jene Gedankengänge an, die das Skelett nicht mehr als ein einheitlich geformtes Gewölbe erkannten und es deshalb in *verschiedene Bezirke* zerlegten. Auf diese Weise entstanden zwei grundsätzlich zu unterscheidende Anschauungsgruppen:

Die einen — zuerst wohl LORENZ — erkannten verschiedene Bögen und verliehen diesen Teilkonstruktionen auch verschiedene Festigkeitseigenschaften. Die Folge dieser Zergliederung, auch hinsichtlich des sich nun verteilenden Widerstandsvermögens, war die Entwicklung von heftig sich befehdenden Meinungen, ob ein *äußerer oder innerer Bogen* die „Hauptlast" aufnehme. Bei der Beobachtung dieser Anschauungsunterschiede befremdet die Tatsache, daß alle diese Theorien in beinahe absoluter Weise aufgestellt wurden; die schwierigen Beziehungen zwischen Fußstellung und Lastverteilung wurden kaum einmal angedeutet, eine verallgemeinernde Betrachtungsweise, die leider auch heute noch meistens zugrunde gelegt wird. Es sind wohl infolge des Fehlens einer geeigneten Meßapparatur wenigstens bis heute noch keine abgeschlossenen Versuche bekannt, welche die Lastverteilung in Abhängigkeit von der Stellung der unteren Gliedmaßen exakt aufzeichnen.

In letzter Zeit werden ähnliche Strebentheorien insofern mit Erfolg angewandt, als nicht der Stützbogen als Ausgang der Betrachtung gewählt wird, sondern seine Auswirkung auf den die Skeletteile verbindenden Spannapparat. So bringt z. B. TIMMER die Spannung des plantaren Spannapparates in cot-Abhängigkeit von einem Winkel, dessen einer Schenkel von der Mittellinie des Metatarsale I gebildet wird, während der andere Schenkel in der waagerechten Auftrittsebene liegt.

Alle diese Konstruktionen zeigen bereits das Bemühen, den Unterschied im Aufbau der einzelnen Teile des Fußskeletts in funktionellen Zusammenhang mit der sich entsprechend verteilenden Belastung zu bringen, wenn auch noch dem konstruierten Bogen primäre Festigkeitseigenschaften zugesprochen werden. Dagegen gibt es nun eine Reihe anatomischer Betrachtungen, die auf etwa zu ermittelnde Festigkeitseigenschaften überhaupt keine Rücksicht nehmen, vielmehr das Fußskelett lediglich der Formung nach in einzelne Abschnitte zerlegen. Es ist unter Verzicht auf funktionelle Folgerungen üblich geworden, das Skelett rein anatomisch in *inneres und äußeres Längsgewölbe* sowie *hinteres* (*Tarsal-*) *und vorderes* (*Metatarsal-*) *Quergewölbe* zu gliedern. Sich diesen Gedankengängen anschließend hat VIRCHOW aber bereits an den Begriff „Gewölbe" einen kritischen Maßstab gelegt, indem er die neue Bezeichnung „*Sprenggewölbe*" einführte als ein Gerüst, dessen keilförmige Elemente unter sich und zwischen sich noch mit gegenseitigen Verspannungen zur Erhöhung der Festigkeit verklammert sind.

Wird schon das Fußskelett mit verschiedenen Gewölben verglichen, so muß erkannt werden, daß sich der *Vergleich nur auf die Form, niemals aber auf die Festigkeitseigenschaften beziehen darf.* Ferner muß auch hinsichtlich der Form deutlich unterschieden werden zwischen den Baueigenschaften der Längsgewölbe und des hinteren Quergewölbes gegenüber denen des vorderen Quergewölbes: Während sich jene Bögen aus gelenkig verbundenen Knochen zusammensetzen, kann dieses nur in einer etwas bogenförmigen Lagerung der keinen Formschluß aufweisenden Metatarsalköpfchen erkannt werden. Will man schon von einem Metatarsal„gewölbe" sprechen, so muß man seine völlig andersgeartete Struktur gegenüber den anderen Gewölben hervorheben. Gerade das sog. *vordere Quergewölbe* ist ein Schulbeispiel für falsche praktische Schlußfolgerung: Es wird allgemein als bei jedem haltungsrichtigen Fuß vorhanden angenommen; ist es „durchgetreten", so ergibt sich der *Spreizfuß* (pes transversoplanus). Die Folge einer solchen Anschauung ist die unnötige Entwicklung einer übergroßen Anzahl von Stützelementen für den Vorfuß, und es gibt Hersteller solcher „Pelotten", deren übertriebene Darstellung der vorderen Fußskelettwölbung in werbetechnisch geschickter Weise die Erhaltung der Fußleistungsfähigkeit sogar vorbeugend abhängig macht von der Anwendung bestimmter Erzeugnisse! Wie falsch derartige auf rein anatomischen Betrachtungen beruhende Maßnahmen sind, wenn sie grundsätzlich allgemein und zudem „vorbeugend" angewandt werden, lehrt sofort der Unterschied dieser Gewölbestruktur bei plantar- und dorsalflektiertem Fuße! Zudem besitzt das Metatarsalgewölbe überhaupt einen hypothetischen Charakter, wie zahlreiche Untersuchungen beweisen (BASLER, STAUDINGER, KLEMT, GROUVEN u. a.). Schließlich erkennt man bei pathologischen Veränderungen immer klarer die funktionellen Beziehungen zwischen Rückfuß und medialem Fußstrahl (HOHMANN, GÜNTZ) unter Betonung der Bedeutung des inneren Fußstrahls.

Sämtliche Theorien vom Gewölbebau des Fußes haben sich, soweit sie aus der rein anatomischen Betrachtungsweise der Form entsprechende Festigkeitseigenschaften abzuleiten sich bemühten, als falsch erwiesen. Sie sind zwar anschaulich und bequem zu entwickeln; sie werden aber gefährlich, sobald aus ihnen Maßnahmen erwachsen, deren hauptsächliche Wirkung auf einer grundsätzlichen Gewölbeabstützung beruht. Die gute Eindringlichkeit solcher Überlegungen mag ihre starke Lebensfähigkeit begründen, und noch heute kostet es Mühe, vor allem die Kreise der Schuh- und Einlagenherstellung von dieser konservativen, falschen Einstellung zu befreien.

Hat der Normalfuß seine Haltungsrichtigkeit unter dem Einfluß der Belastung verloren, so ist eine *Belastungsdeformation* zu erkennen. Eine solche

Verformung ist dadurch gekennzeichnet, daß infolge des Mißverhältnisses zwischen physiologischer und mechanischer Belastung einerseits und Widerstandsvermögen des Fußes anderseits die Knochen ihre gegenseitige normale Lagebeziehung verändern. Eine solche Verformung wird also — von Ausnahmen abgesehen — kaum erkannt werden als eine Verbildung der Knochen in sich, wobei selbstverständlich Änderungen außer acht zu lassen sind, die durch Knochenwucherungen, Gelenkkammerverbildungen und Gelenkflächenneubildungen bedingt sind. Mit anderen Worten: Bei einer Fußdeformation zumal leichterer Art bleibt die Knochenform erhalten, lediglich die *Lagebeziehungen der einzelnen Knochen* zueinander werden verändert. Diese Veränderungen müssen an den Stellen vor sich gehen, wo die einzelnen Knochen aneinanderstoßen, also in den *Gelenken.* Infolgedessen spielen für die Festigkeit des Fußgewölbes weniger die einzelnen Bausteine eine Rolle als vielmehr die die einzelnen Bausteine zusammenhaltenden Gewebe. Es ist aus dieser Tatsache, daß bei Belastungsdeformationen niemals die Knochen im Sinne der obigen Darstellung verformt sind, auf ihre ausreichende, ja reichliche Dimensionierung zu schließen, die einen genügenden Widerstand gegen Druck und Biegung gewährleistet. Mechanisch gesprochen heißt das: Unsre Fußskeletteile haben sich in ihren Ausmaßen wie unter Einbeziehung von Sicherheitsfaktoren entwickelt, die uns beinahe gestatten, bei der Beobachtung von Deformationen des Erwachsenenfußes die Festigkeit der Knochen als in jedem Fall der Belastung gewachsen außer Ansatz zu lassen.

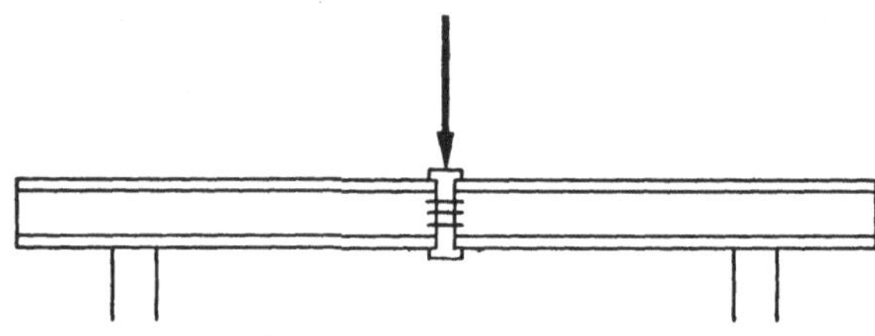

Abb. 1. Festigkeit einer Brücke.

Der in Abb. 1 festgehaltene Vergleich mit einem technischen Gebilde macht diese Erkenntnisse deutlich:

Wir sehen auf zwei Pfeilern eine einfach gebaute *Brücke* liegen, die aus zwei starken, in der Mitte mit den Stirnseiten aneinanderstoßenden Trägern besteht. Diese Eisenträger können, um mit Sicherheitskoeffizienten zu arbeiten, reichlich dimensioniert sein, so daß unter normalen Verhältnissen eine Durchbiegung, d. h. eine Verformung in sich, nicht eintreten kann. Auch bei zeitweise auftretenden Überbelastungen werden diese Träger infolge der Materialanhäufung noch standhalten. Gefährdet ist lediglich die zwischen beiden Trägern liegende Verbindungsstelle, zusammengehalten durch Schrauben, Nieten oder Schweißnähte. Die auf dieser Brücke ruhende Last wird also vornehmlich diese Verbindungsstelle, d. h. die die Verbindung bewirkenden Elemente maximal beanspruchen.

Ähnlich liegen die Verhältnisse beim Fuß. Es muß somit die Folgerung gezogen werden, *daß das Widerstandsvermögen des Fußes weniger in den Festigkeitseigenschaften der Skeletteile zu erkennen ist als vielmehr in der Leistungsfähigkeit der die einzelnen Knochen zusammenhaltenden Gewebe.* Diese Feststellung schließt die sich infolge von Belastungs- und Lageveränderung der Knochen ergebenden Strukturänderungen nicht aus.

Den beobachtenden Blick immer mehr auf die eben erwähnten verspannenden Gewebe zu lenken· bleibt auf alle Fälle fruchtbarer als die Überlegung, mit welchem technischen Gebilde das Fußskelett zu vergleichen sei. Immerhin gibt es auch heute noch zahlreiche Fachleute, die aus dem eigenartigen Bau einzelner Fußknochen bestimmte Festigkeitseigenschaften des gesamten Fußskeletts lesen, die sie in Beziehung zu einem ähnlichen technischen Gebilde setzen.

Deshalb ist es zur Herstellung endgültiger Klarheit zweckmäßig, den *Begriff des technischen Gewölbes* festzulegen und dann den Vergleich mit dem Fußgewölbe oder aber, bei seiner Aufteilung, mit den verschiedenen Bogenformen der einzelnen Skeletteile durchzuführen.

Das konstruktive Kennzeichen eines technischen Gewölbes ist die *Aneinanderreihung keilförmig bearbeiteter Konstruktionselemente,* vornehmlich keilförmig behauener Steine, deren kürzere Seiten jeweils nach unten zeigen. Durch die Aneinanderreihung derartiger Gebilde entsteht dann die Gewölbeform, die nun verschiedene Gestaltungen erfahren kann, je nachdem ihre Wölbung in Bogenform oder räumlichen Formen ausgeprägt ist. So sind Nischen, Kuppeln, Kreuzgewölbe, Muldengewölbe usw. zu unterscheiden.

Die Eigenschaft eines solchen Gewölbes ist die Fähigkeit, sich selbst zu tragen, d. h. die einzelnen Bauelemente verkeilen sich unter dem Einfluß ihres Eigengewichtes und der darauf ruhenden Belastung gegenseitig vollkommen fest, so daß das gesamte Gewölbe ohne Inanspruchnahme verbindender Elemente zumindestens sich selbst trägt. Die Verkeilung bewirkt darüber hinaus eine Erhöhung der Festigkeit bei Vergrößerung der darauf ruhenden Lasten. Ein solches Gewölbe kann nur einstürzen bei Wegfall der Auflager oder Zerstörung eines keilförmigen Bauelementes, und die uns heute noch mit Bewunderung erfüllenden Reste antiker Bauten beweisen die auf Grund ihrer inneren Konstruktion beinahe unzerstörbare Festigkeit.

Soll nun die Übertragung des technischen Begriffes Gewölbe auf das Fußskelett eine Berechtigung haben, so müßten wir zunächst in ihm ohne weiteres konstruktiv, d. h. rein anatomisch die keilförmig gestalteten Elemente erkennen, und außerdem müßte sich dann das Skelett, in Betonung der funktionellen Beziehungen, selbst tragen, ja unter dem Einfluß der Körperlast eine erhöhte Festigkeit erhalten.

Es ist bekannt, daß die einzelnen Knochen des Fußskeletts zum Teil keilförmige Gestaltung haben, die einmal in der Richtung vom Fußrücken zur Sohle, anderseits auch zum Teil von medial zu lateral zu erkennen ist. So konvergiert eine über den Fußrücken im Lisfrancschen Gelenk gelegte Linie mit der des Chopartschen Gelenkes lateralwärts (vgl. Abschnitt V). Aus dieser schon seit langer Zeit festgestellten Tatsache, die sich auch in der Bezeichnung „Keilbein“ ausdrückt, darf aber niemals von vornherein auf die Festigkeitseigenschaften des Fußskeletts im technischen Sinne einer Gewölbeverspannung geschlossen werden!

Diese keilförmige Gestaltung dürfte vielmehr mit der sich allmählich im Entwicklungsprozeß einstellenden *Umgestaltung der Bewegungsverhältnisse,* niemals aber mit Festigkeitsgründen zu erklären sein! Man nimmt heute allgemein an, daß der Fuß ein Produkt der Gesamtkörperhaltung ist, seine Formung also die Folge der Aufrichtung ist. Der Primatenfuß wird durchschnittlich weniger belastet, da seine Funktionen mehr im Greifen als in der Aufnahme von Lasten zu erblicken sind. Aus dieser Tatsache erklärt sich die charakteristische

Klammerbogenbildung im distalen Fußteil, die sich im Menschenfuß vollkommen verloren hat, was sich in der teilweisen Fixation der großen Zehe als innerer, vorderer Stützfläche und in der Aufrichtung des Fersenbeins am deutlichsten ausprägt. Der Unterschied in der Gewölbebildung ist heute noch beim Anthropomorphenfuß ersichtlich, dessen Hauptauftrittsfläche Fersenbein und Würfelbein bilden. Die ursprüngliche starke Supination des Fußinnenrandes führte zur starken Ausbildung des queren, auch heute noch vorhandenen Tarsalbogens, der die dort liegenden Knochen mit Keilquerschnitt entwickeln ließ, ein Vorgang, der also auf die Auslösung reiner Bewegungsfunktionen zurückzuführen ist. Die Entwicklung zum Standfuß brachte eine Minderung der Bewegungsnotwendigkeiten und damit der Ausschlagsmöglichkeiten der im Tarsalbogen liegenden, gelenkig verbundenen Knochen mit sich, während der Bogen als solcher und damit die keilförmige Gestalt von Keilbeinen, Würfelbein und Kahnbein blieb. Ja ihre eigenartige Form ermöglicht gerade dem Standfuß im Tarsalteil die notwendige Federung als letzten Rest der früher dort vorhandenen großen Beweglichkeit! Der menschliche Fuß läßt trotz der Vielheit der Einzelgelenke seine Bewegungen vornehmlich in oberen und unteren Sprunggelenken einschließlich Würfelbein-Fersenbeingelenk sowie in den Zehengrundgelenken und in den Zehengelenken ausführen. Die Tatsache aber, daß die übrigen Fußgelenke beinahe den Charakter von Synarthrosen haben, darf keinesfalls zu dem Schlusse führen, daß die diese Gelenke bildenden Knochen aus Festigkeitsgründen ihre keilförmige Gestaltung erfahren haben!

Für funktionelle Ableitungen aus dem Fußskelett muß jedwede, auf besondre Festigkeitsverhältnisse hinweisende Gewölbetheorie als irreführend abgelehnt werden, und es wäre zweckmäßiger, wenn der Ausdruck „Gewölbe“ überhaupt aufgegeben und vielleicht dafür die Bezeichnung *Wölbung* oder *Bogen* geprägt würde. Wer aber immer noch an die Fähigkeit des Fußskelettes, sich selbst, d. h. ohne jedwedes Bindemittel zu tragen, glaubt, der braucht nur einmal die 26 Knochen des Fußes in anatomisch einwandfreier Weise aneinanderzureihen und zu beobachten, wie ein solches lose aneinander gereihtes Skelett, selbst wenn es an den Auflagepunkten in der Längsrichtung gehalten wird, in sich zusammenfällt! Kann es sich aber nicht selbst tragen, so ist es allein erst recht nicht zur Aufnahme zusätzlicher Lasten fähig! Ebenso geben röntgenologische Untersuchungen der Gelenkspalten bei unbelastetem und belastetem Fuß genügend Aufschlüsse; man kann gerade im Gebiet des Mittelfußes mitunter erkennen, wie unter dem Einfluß der Belastung nicht nur nicht ein Zusammenpressen der einzelnen Knochen, sondern vielmehr ein Klaffen (Dehiszenz) entsteht, indem sich die Gelenkflächen nach einem Rande zu gegeneinander abfangen, im übrigen Gebiet aber nur leicht berühren oder voneinander wegstrecken.

Wie oberflächlich der Vergleich des Fußskeletts mit einem technischen Gewölbe ist, lehrt vor allem die Beobachtung des bewegten Fußes: Die Festigkeit eines technischen Gewölbes ist dann am größten, wenn die keilförmigen Bestandteile die stärkste Zusammenpressung erfahren, d. h. also unter dem *Einfluß der größtmöglichen Belastung.* Wäre unser Fußskelett ein Gewölbe im technischen Sinne, so müßten sich seine einzelnen Bestandteile unter dem Einfluß der Belastung fest aneinanderpressen. Daraus ergäbe sich, daß wir bei Stand und gewissen Gehphasen (Stand- und Stemmbein) innerhalb des Fußes keinerlei Bewegungsmöglichkeit hätten, da ja dann die einzelnen Knochen fest verkeilt aneinanderruhen würden! Es wäre also unter Berücksichtigung der Belastungsverhältnisse in diesem Falle dem Menschen kein federnder Gang möglich, er müßte vielmehr mit Füßen einherstapfen, die ausgesprochen festen, in sich geschlossenen Platten entsprächen. Wir erhalten eine Anschauung von der Unausgeglichenheit einer solchen Fortbewegung durch Beobachtung eines Menschen mit versteiftem Plattfuß, der die fehlende Fußfederung durch starkes Schaukeln in den Hüftgelenken ersetzen muß. Der federnde Gang ist eben dadurch ermöglicht, daß die einzelnen druckfesten Bestandteile des Fußes sich nicht irgendwie gegenseitig verkeilen, sondern auch unter Einfluß der großen Belastungen noch die Möglichkeit einer bestimmten elastischen Veränderung der gegenseitigen Lagebeziehungen zulassen. Dieser *bewegungs-physiologische Vorteil* ist aber nur durch die keilförmige Gestaltung der Knochen im queren Tarsalbogen möglich.

Die gewölbig zusammengesetzten Fußknochen tragen sich allein nicht selbst, sondern werden von den Spanngeweben in ihrer Lage gehalten. Es ist deshalb nötig, die falsche Anschauungen vermittelnde Gewölbetheorie vollkommen fallen zu lassen, zumal diese Theorie sich höchst unvorteilhaft bei Herstellung von Schuhwerk und Einlagen ausgewirkt hat. Man spricht, namentlich in der Praxis der Schuhwirtschaft, auch leider heute noch viel zu häufig vom abgesenkten, durchgetretenen oder durchgesenkten Gewölbe, das nun unbedingt zu „stützen" ist! Ja darüber hinaus glaubt man vielfach Gutes zu leisten, wenn man unter die gewölbten Stellen des Fußes in vorbeugender Weise irgendwelche Stützelemente anbringt, damit das sich darüberlagernde Gewölbe nicht erst absinken kann! Es ist bekannt, wie die Vielheit solcher aus grundsätzlich falschen Anschauungen geborener Maßnahmen objektiv kaum zu einer Verbesserung unserer Fußgesundheit im allgemeinen geführt hat, und bereits die anatomischen Erkenntnisse hinsichtlich des Gewölbebaus belegen die Unzweckmäßigkeit solcher Maßnahmen, wenn auch erfahrungsgemäß mitunter subjektive Fortschritte zu verzeichnen sind. Es bleibt noch darzustellen, wie die Methode der Gewölbestützung auch aus physiologischen und vor allem funktionellen Gründen nicht nur nicht förderlich, sondern grundsätzlich sogar widersinnig ist. Die funktionelle Bewertung des Widerstandsvermögens im Fuße muß sich immer stärker gegenüber den veralteten Gewölbetheorien in allen Kreisen durchsetzen, die mit gesunden und kranken Füßen zu tun haben, damit schließlich die Gewölbestützung nur auf die Fälle beschränkt bleibt, die keine andere Fußlagerung zulassen.

III. Meßverfahren.

Das Widerstandsvermögen des Fußes ist einer *Kraftäußerung* gleichzusetzen. Auf unser Gehwerkzeug wirken eine große Anzahl von Last- und Beschleunigungskräften ein, gegenüber denen der Fuß mindestens gleich große und entgegengesetzt gerichtete aufbringen muß, wenn er nicht seine Haltungsrichtigkeit verlieren soll. Darüber hinaus dürfte von vornherein die Annahme berechtigt sein, daß die Natur dem Fuß ein Widerstandsvermögen verleiht, das, zahlenmäßig ausgewertet, im normalen Fall größer ist als die Summe der auf den Fuß einwirkenden Belastungen, denn unser Körper wäre, mechanisch betrachtet, ein verhältnismäßig schwaches Gebilde, wenn sich Belastung und Widerstandsvermögen nur gerade die Waage hielten. Es ist zur Genüge bekannt, wie z. B. durch Überdimensionierung die Knochen eine erhöhte Sicherheit bieten (vgl. Abschnitt II), und wie andererseits die physiologischen Querschnitte der Muskeln Flächen darstellen, deren Einheiten unter Berücksichtigung der absoluten Muskelkraft auf eine mögliche Kraftäußerung hinweisen, die normalerweise ein Mehrfaches der normalen Höchstbeanspruchung bedeutet.

Ist also die Fähigkeit des Fußes, Widerstand zu leisten, eine Eigenschaft, die einer Kraftäußerung gleichzusetzen ist, so ist es zweckmäßig und auch nötig, diese Kräfte ihrer Beschaffenheit und möglichst auch ihrem zahlenmäßigen Wert nach zu ermitteln. Für eine erste Unterrichtung, die in der Praxis der Fußuntersuchung meistens angewandt wird und oft genügt, soweit es sich nicht um grundsätzliche Entscheidungen über das Widerstandsvermögen handelt, kann das Verhältnis von Kräften zu Gegenkräften zunächst in Abhängigkeit von der Fußform festgestellt werden. Eine Deformation weist klar auf das vorübergehende oder dauernde Absinken der widerstehenden Kräfte unter die Summe der einwirkenden Belastungen hin. Da die vom haltungsrichtigen Fuß abweichende Form ein Gradmesser für die Höhe des Verlustes des Widerstandsvermögens sein kann, ist es unerläßlich, die Verfahren zu prüfen, die zu einer *Formmessung des Fußes* dienen sollen. Von ihrer Brauchbarkeit werden die Kenntnisse über die graduellen Unterschiede des Fußwiderstandes abhängen. Gelingt z. B. die *Darstellung der Haltungsrichtigkeit des Fußes* restlos, so kann bei der noch notwendigen Ermittlung der vollen Leistungsfähigkeit auf ein ungeschwächtes Widerstandsvermögen geschlossen werden. Außer der Messung des Fußzustandes ist zudem die Ausarbeitung von Einrichtungen beachtlich, welche die durch den Fuß entwickelten Bodendruckkräfte in ihrer Gesamtheit oder spezifisch qualitativ und zum Teil auch quantitativ zur Darstellung gelangen lassen.

A. Zustandsmessung.

Der Fuß stellt in jeder Haltung einen allseitig gerundeten Körper dar, der keinerlei Kanten und Ecken besitzt, und zwar bezieht sich diese Feststellung sowohl auf seine äußere Form als auch auf sein Skelett. In meßtechnischer Hinsicht betrachtet, bietet diese Tatsache große Schwierigkeiten: Während ein Körper, der mindestens drei eindeutig festgelegte Punkte oder aber eine geradlinig verlaufende Kante sowie einen eindeutig festgelegten Punkt aufweist, ohne weiteres in seinen räumlichen Maßen ermittelt werden kann, fehlen beim Fuß derartige Anhaltspunkte vollkommen. Dieser Nachteil läßt es erklärlich erscheinen, daß alle unsere vor allem in der Praxis der Fußuntersuchung angewandten Meßverfahren insofern Mängel aufweisen, als sie eine eindeutige, d. h. objektive Erkennung der Maße nicht zulassen. Für manche Fälle, z. B. hinsichtlich der Anfertigung von Einlagen oder auch von Schuhen, mögen derartige Meßmethoden vielfach genügen, zumal ihre Anwendung häufig gepaart ist mit einer großen Summe von Erfahrungen, welche die gar nicht oder nur schwer festzustellenden Maße ersetzt durch bekannte Durchschnittswerte; soll aber eine exakte

Bearbeitung dieser Fragen erfolgen, so dürfte nur mit einer Anwendung objektiver Methoden ein Erfolg zu erzielen sein. Eine kurze *kritische Betrachtung der üblichen Meßmethoden* erscheint deshalb um so angebrachter, als sich manche Anschauungen über die Funktionen des Fußes auf unzulängliche Maßangaben stützen. Es braucht nur einmal an die Achsen- und Linienkonstruktionen im Fuß gedacht zu werden, deren ungenaue Ermittlung die Prägung derartiger mathematischer Ausdrücke keineswegs rechtfertigt.

Bei dieser Zusammenstellung soll mehr Wert auf eine *systematische Aufteilung* als auf die Wiedergabe von Einzelheiten gelegt werden.

1. Die eindimensionale Messung.

Hierbei handelt es sich um die Festlegung eines einzigen Ausmaßes, d. h. es wird lediglich die lineare Ausdehnung berücksichtigt. Derartige Meßverfahren sind bei der Anpassung von Schuhwerk und Prüfung von Leisten üblich, indem mittels geeigneter Vorrichtungen die Fußlänge ermittelt wird: Der Fuß tritt entweder in eine *Meßlade* mit zwei Backen, wobei die Entfernung der Backen festgestellt wird. Das einfachste Verfahren aber stellt das Anlegen eines *Maßbandes* am Fuß oder Leisten auf der Sohle oder aber auf der vom Fuß gewonnenen Umrißzeichnung dar.

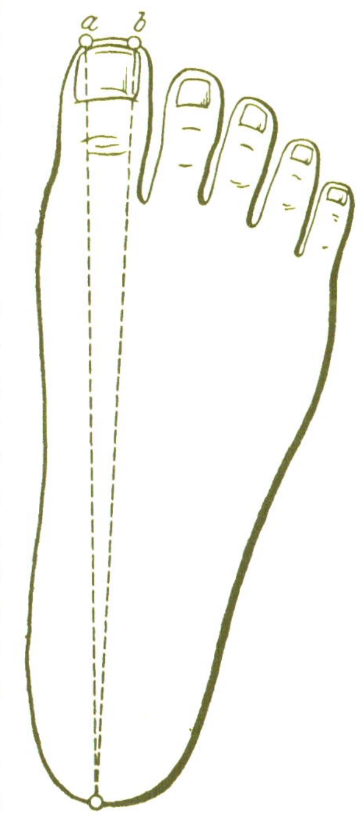

Abb. 2. Fußlängenmessung.

Das Ergebnis einer solchen Längenmessung kann nur ein ungefähres sein, denn das Anlegen eines Maßbandes bzw. Maßstabes erfolgt nicht an eindeutig bestimmten Punkten, sondern an Rundungen, die zahlreiche Anlagestellen erlauben. Die Abb. 2 zeigt eine Fußkontur mit angelegtem Maßstab, wobei je nach der Anlage an den verschiedenen Rundungsstellen, z. B. bei der großen Zehe, gemäß *a* und *b* verschiedene Werte ermittelt werden. Bei verschiedenen Messungen kann sich infolge der Benutzung einer zweiten, ebenfalls gerundeten Anlagestelle der Fehler vergrößern oder aber auch aufheben.

Ähnlich liegen die Verhältnisse bei der Anwendung von Meßladen, deren verschieden starke Anpressung an den Fuß ein objektives Maßnehmen verbietet. Wesentlich genauer arbeiten Meßeinrichtungen, welche den wechselnden Druck der Hand auf die Meßbacke durch die gleichbleibende Spannung eines Gewichtszuges (vgl. THOMSEN) ersetzen.

2. Die zweidimensionale Messung.

Die *Längenmessung* kann verbunden werden mit einer in ähnlicher Weise durchgeführten *Breitenmessung*, indem in einer abgenommenen Fußkontur einmal eine oder mehrere Längen ermittelt werden, zudem aber auch die verschiedenen Breiten. Es ist z. B. üblich, in bestimmten Umrißstellen in der Querrichtung Linien anzulegen, etwa dort, wo sich Ballen oder Ferse befinden. Dabei wird gewöhnlich die verhältnismäßig durchgeführte Aufteilung einer Längslinie zu Hilfe genommen, durch deren Teilungspunkte dann diese „*Ballenlinien*“ oder „*Fersenlinien*“ gelegt werden. Mitunter wird auch mit den Tangenten der am weitesten vorstehenden Umrißstellen gearbeitet, alles Verfahren, die eine eindeutige Auswertung in keinem Falle zulassen, es sei denn, daß ein zu der Fußgröße in bestimmten Beziehungen stehendes, verhältnismäßig aufgeteiltes Gradnetz als primär betrachtet wird, das auf die Fußkontur gelegt ist. In diesem Falle handelt es sich aber nicht um die Messung der tatsächlich vorhandenen Fußform, sondern um die Anpassung eben eines solchen Gradnetzes an die gegebene Fußform. Die Verbindungen solcher in einer Zeichenebene gewonnener Linien ergeben Ebenen. Zwei solche senkrecht aufeinanderstehende Ebenen gestatten dann die Beobachtung des Fußes als Körper (vgl. GÖRLACH), indem in beliebiger Anzahl zu wählende Fußpunkte auf sie projiziert werden.

Üblich ist in der Praxis namentlich der Einlagenherstellung die Beurteilung des Fußes nach seinem *Abdruck*. Ein derartiges Verfahren ist auf alle Fälle ein zweidimensionales, d. h. der Fuß kann dadurch nur hinsichtlich seiner Berührung mit der Ebene, also in der Ebene, dargestellt und erkannt werden. Es ist nicht zu leugnen, daß die Abnahme des Fußabdruckes (oder einer „Trittspur“) unter Ausschaltung des Anspruches großer Genauigkeit gewisse Hinweise auf den Zustand des Fußes zu vermitteln vermag; eine genaue Auslegung hinsichtlich der räumlichen Verhältnisse ist mittels dieses Verfahrens ohne Kenntnisse des Fußes ausgeschlossen. Es braucht nur einmal ein kräftiger, muskulöser und haltungsrichtiger Fuß mit einem mageren, leicht pronierten Fuß gleicher Größe verglichen zu werden: Der muskulöse Fuß wird einen Abdruck ergeben, der bei oberflächlicher Deutung der Wiedergabe eines Senkfußes ähnelt, während der magere Knickfuß in diesem Falle scheinbar das Bild eines haltungsrichtigen Fußes wiedergibt!

Die unter dem Skelett liegenden Weichteile, vornehmlich die Plantarfaszien und die kurzen Fußmuskeln, stehen bezüglich des Ausdruckes der Haltung in keinem unmittelbaren Zusammenhang mit dem Skelett und sind so verschieden ausgebildet, daß der Fußabdruck allein niemals eine einwandfreie Beurteilung des räumlichen Fußzustandes zuläßt. Der Kleinzehenwegführer und die kurze Fußmuskulatur z. B. können je nach der Größe ihrer Querschnitte nach lateral und medial zu verschiedene Ausmaße bei der Belastung einnehmen, somit auch die Fußabdrücke entscheidend in ihren Ausmaßen beeinflussen. Da nun gerade die Haltungsrichtigkeit eines Fußes abhängig ist von der Ausbildung der Muskulatur, ist vielfach von einem nach der Wölbung zu sich besonders kräftig abzeichnenden Fußabdruck auf einen normalen Fuß zu schließen! Es gibt Werbeblätter von Einlagenfirmen, welche die Abdrücke verschiedener Fußzustände aufzeichnen. Derartige Bilder haben nur für den einen relativen Wert, der in ihnen kritisch die Wiedergabe typischer Fälle erblickt, die keineswegs zu einer schematisch vergleichenden Anwendung führen dürfen.

Dabei ist noch ein wesentliches *physiologisches Merkmal* zu berücksichtigen: Der Fußabdruck wird meistens gewonnen, indem die Versuchsperson (Vp.) veranlaßt wird, ihren Fuß auf ein begrenztes Stück Papier zu setzen, das häufig noch mit einem zu Vergleichszwecken dienenden Gradnetz versehen ist. In diesem Falle handelt es sich nicht mehr um ein spontanes Auftreten, vielmehr wird die betreffende Vp. ihren Fuß willkürlich auf eine bestimmte Stelle bringen, und damit ist bereits eine Fehlerquelle gegeben: Die die Fußhaltung bestimmenden Gewebe sind willkürlich gespannt, der Fuß nimmt eine gekünstelte Stellung ein. Diese Tatsache läßt sich leicht erkennen, wenn einmal von einer eingefärbten Fußsohle zweierlei Fußabdrücke genommen werden: Einmal, indem die Vp. auf einen Bogen begrenzter Größe tritt, und zum anderen beim Gang über eine Fläche von einigen Metern, dabei auf ihre Fußstellung nicht Rücksicht nehmend. Schließlich sind noch die Fehler zu nennen, die ihren Ursprung in der Technik der Farbübertragung haben. Genaue Fußkonturen lassen sich nur bei unmittelbarem Auftritt der eingefärbten Sohle herstellen.

Stellt also der Fußabdruck eine verhältnismäßig ungenaue Wiedergabe der räumlichen Verhältnisse des Fußes dar, so können auch die aus ihm gewonnenen Meßergebnisse niemals als objektiv einwandfrei angesprochen werden.

Es bleiben noch die Verfahren zu erwähnen, die gleichfalls den Fußabdruck zu Hilfe nehmen, mittels geeigneter Einrichtungen aber zugleich noch einen *Überblick über die kinetischen Verhältnisse* zu vermitteln versuchen. Grundsätzlich tritt dabei nicht die Sohlenfläche in ihrer Gesamtheit mit der Auflage in Berührung, vielmehr ist die beanspruchte Auftrittsfläche in eine beliebige Anzahl kleiner Stellen zerlegt, die unter dem Einfluß der Fußbelastung eine spezifische Änderung erfahren.

Von diesen Verfahren ist das nach GRÄPER am weitesten entwickelt. Hier tritt der Fuß auf eine Gummiplatte, die einseitig nicht glatt, sondern mit einer Anzahl regelmäßig angeordneter Spitzen versehen ist, die kegelförmige Gestalt haben. Diese Platte liegt über einer Glasplatte derart, daß beide im unbelasteten Zustande durch Zwischenlagerung einer zähfließenden Flüssigkeit nicht miteinander in Berührung stehen. Wird der Apparat beansprucht, so bewirkt die Last ein Anpressen der Gummispitzen auf die Glasplatte, und da der Druck über die ganze Planta nicht gleichmäßig ist, erfahren die einzelnen Spitzen eine mehr oder weniger starke Abflachung. Der Durchmesser der von den Gummispitzen dargestellten Punkte ist also proportional den dort einwirkenden Drücken. Dieses Verfahren ist von THOMSEN noch dadurch verbessert worden, daß der GRÄPERsche Apparat in einen Laufsteg eingearbeitet ist, über den eine Vp. gehen kann. Somit dürfte es das erstemal gelungen sein, die spezifischen Bodendrücke des bewegten Fußes in ihrem steten Wechsel für die einzelnen Gang- und Standphasen auf einfachste, mechanische Weise sichtbar zu machen. Mit Hilfe geeigneter Spiegelvorrichtungen könnten diese ständig wechselnden Druckbilder auch im Film aufgenommen werden, der dann eine qualitative Registrierung der Bodendrücke darstellt. Ergebnisse über größere, systematisch durchgeführte Versuchsreihen liegen zur Zeit noch nicht vor. Das anschauliche Verfahren könnte leicht noch in der Hinsicht verbessert werden, daß durch Vergrößerung der Meßfläche auch die unwillkürlichen Bewegungen der Vp. zum Ausdruck kommen. Die zahlenmäßige Auswertung und damit quantitative Registrierung der spezifischen Drücke ist mit diesem Verfahren nicht möglich. Ferner ist es unmöglich, die Abhängigkeit dieser Druckgrößen von den Bodenverhältnissen, von Fußstellung u. a. wiederzugeben. Die Kenntnis dieser Beziehungen dürfte aber für die Entstehung der Fußleiden und auch für die Bodengestaltung des Schuhwerkes sehr förderlich sein, nehmen doch gerade heute die Meinungsverschiedenheiten hinsichtlich der Fußlagerung mitunter Formen an, die mit der

Auswertung wissenschaftlicher Untersuchungen nichts mehr zu tun haben. In diesen Betrachtungsabschnitt gehören vor allem die Gedankengänge, die ihren Ausgang von der sog. „Naturbodenlagerung“ nehmen, dann aber unter ganz falschen Voraussetzungen weiter entwickelt werden.

Das im GRÄPERschen Verfahren verwirklichte Prinzip hat manche Vorläufer. So läßt FROSTELL den Fuß über einem Papierbogen und einem Farbkissen auftreten, wobei zwischen diesem und dem Bogen ein Drahtnetz zwischengelagert ist. Die verschieden große Belastung bewirkt nun bei Belastung durch den Fuß ein unterschiedliches Einfärben des Papiers an den durch das Drahtmaschensieb gebildeten Stellen.

ABRAMSON verwendet gehärtete Stahlkugeln, auf die er eine dünne, vom Fuß belastete Bleiplatte legt. Die Durchmesser der von den Stahlkugeln hervorgerufenen Kalotteneindrücke sind proportional den auftretenden Drücken, eine Methode, die der Härteprüfung bei Metallen nach der BRINELLschen Kugeldruckprobe entlehnt sein dürfte.

BASLER setzt den Fuß auf einen Apparat, der an bestimmten Stellen der Auftrittsfläche federnde Bolzen besitzt, die entsprechende Darmsaiten in Abhängigkeit von den auf den Bolzen ruhenden Drücken spannen. Die den Drücken proportionalen Schwingungen dieser verschieden gespannten Saiten können oszillographisch festgehalten werden (Saitendynamometer), wodurch Trägheitseinflüsse der übertragenden Konstruktionselemente ausgeschaltet sind.

Schließlich möge noch das STAUDINGER*sche Verfahren* erwähnt sein, nach dem eine federnde Membran ihre durch den Fußdruck bedingte Formänderung über eine Meßdose einem beweglichen Spiegel mitteilt, dessen Ausschlagstellung jeweils mit Hilfe eines reflektierten Lichtstrahls festgehalten wird. Durch große Versuchsreihen und entsprechende Berechnungen ist es möglich, Punkte gleicher Belastung miteinander zu verbinden. Die so entstandenen Drucklinien umrahmen Felder gleicher Belastung (ähnlich den Isobaren).

Alle die eben erwähnten Methoden unterscheiden sich von der GRÄPERschen und BASLERschen nachteilig dadurch, daß sie nur die durch den Fuß jeweils hervorgerufenen *Größtdrücke* festhalten, während die zwischen der Belastung 0 und dem Maximum liegenden Druckwerte keine Aufzeichnung erfahren; zudem sind auf sie auch die hinsichtlich des GRÄPERschen Verfahrens dargelegten kritischen Bemerkungen zu übertragen: Die Durckmessungen werden mit Apparaten durchgeführt, die, in sich die Meßvorrichtungen tragend, den Fuß zum Aufsetzen auf ein fest umrissenes Feld zwingen; bei den meisten sind zudem nur die statischen Drücke qualitativ einwandfrei erkennbar.

Alle solche Versuche verwirklichen das Bemühen, nicht lediglich die Fußkonturen festzuhalten, sondern gleichzeitig auch in bestimmtem Umfange die Krafteinwirkung des belasteten Fußes zu erkennen, indem die spezifischen Drücke bestimmter Fußsohlenpartien zu einer qualitativen Darstellung gelangen.

3. Die dreidimensionale Messung.

Bei der Anfertigung von Maßschuhwerk ist es üblich, den Fuß als Körper zu messen. Dabei werden meistens zwei Stellungen ausgewertet: Einmal der unbelastete und zum anderen der belastete Fuß, und die Unterschiede, die sich bei den einzelnen Messungen ergeben, werden dann auf Grund der gesammelten

Erfahrungen in bestimmte Beziehungen zueinander gesetzt. Dieses Messen erfolgt in den meisten Fällen dadurch, daß vom Fuß ein Abdruck genommen wird, der die äußeren Konturen ergibt, und zum anderen mit Hilfe eines Meßbandes die Umfänge über Ballen, Spann und Ferse ermittelt werden. Auf diese Weise ergeben sich Ballen-, Vorspann-, Spann- und Hackenmaß. Zu diesem tritt dann noch das Längenmaß. Es ist nun Sache der Erfahrung, diese Maßbänder einigermaßen richtig anzulegen; eine objektive Messung ist selbstverständlich nicht möglich, da eben eindeutig bestimmte Festpunkte am Fuße fehlen, die eine gleichbleibende Anlage des Meßbandes gewährleisten. Häufig sucht man diesen Nachteil dadurch aufzugeben, daß der Fuß auf eine mit einem Gradnetz versehene Platte tritt, die eine im Verhältnis zur Länge des Fußes sich ergebende, verhältnismäßig zu wählende Anlage der Meßbänder gewährleisten soll. Wenn auch bei solchen Einrichtungen eine für die praktischen Bedürfnisse vielfach genügende Genauigkeit vor allem beim Anpassen von Serienschuhwerk zu erzielen ist, so kann die räumliche Form des Fußes damit niemals objektiv festgestellt werden. Ferner erfolgen auf die angedeutete Weise lediglich Umfangsmessungen, d. h. der Umfang gewisser Fußquerschnitte wird festgestellt. Der Umfang allein kennzeichnet aber niemals die Form, vielmehr gibt es unendlich viele Querschnitte, die alle gleichen Umfang besitzen können.

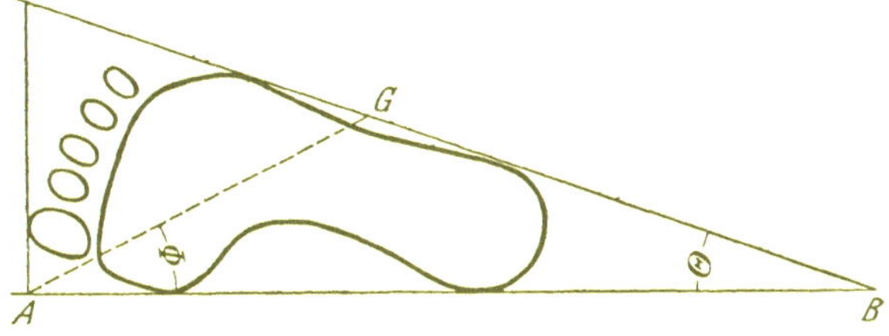

Abb. 3. Meßverfahren nach Bradley.

Diese Nachteile sucht ein Verfahren zu vermeiden, das H. Bradley, London, entwickelt hat. Er geht von der Tatsache aus, daß verschiedene Fußabschnitte gleichbleibende Verhältnisse aufweisen, daß gewisse Entfernungen zwischen einzelnen Fuß- bzw. Skelettpunkten stets in gleichem Verhältnis zu anderen Entfernungen stehen. Mit Hilfe solcher Gedankengänge ist es ihm möglich, den Fuß räumlich in genau bestimmte geometrische Verhältnisse nach verschiedenen Ebenen aufzuteilen, deren Ausarbeitung ein ungeheuer verwickeltes Verfahren offenbart.

Um derartige Gedankengänge auch zu einem praktisch leicht zu handhabenden Meßverfahren zu führen, vereinfacht Bradley seine geometrischen Beziehungen auf eine in Abb. 3 wiedergegebene Weise: Er legt an den Fußumriß Tangenten, die sich in einem Winkel schneiden. Dieser Winkel (focus-angle) wird am besten mit Fußöffnungswinkel Θ bezeichnet. Sodann stellt Bradley fest, daß der hintere Höcker des 5. Vorfußknochens (Tub. oss. metatars. V.) stets in bestimmtem stetigem Verhältnis zur gesamten Fußlänge steht. Dieser geometrisch somit leicht festzulegende Punkt G wird mit dem durch die Fußlänge zu ermittelnden Punkt A verbunden. Die Fußlänge wird ferner durch Punkt B dargestellt. GAB bildet den Winkel Φ. Der Schenkel GA des Winkels dient gemäß der entwickelten geometrischen Verhältnisse gleichzeitig zur Kennzeichnung der Höhe des Fußrückens: Der Rücken des haltungsrichtigen Fußes muß mit der Grundfläche gerade diesen Winkel bilden; liegt er unterhalb des Schenkels dieses Winkels, so handelt es sich um ein abgeflachtes Gewölbe (flat foot), verläuft der Rist oberhalb dieser Linie, so handelt es sich um einen Hohlfuß (over arched foot). Somit setzt Bradley in einer auf Grund umfangreicher geometrischer Berechnungen gewonnenen und dann wieder vereinfachten Methode die Haltungsrichtigkeit des Fußes in Beziehung zu seinem Öffnungswinkel Θ, zu seiner Länge L und zu dem Winkel Φ. Damit ist der Versuch gemacht, die Haltung des Fußes in Beziehung zu geometrisch bestimmbaren Größen zu bringen, und es ist möglich, wenn man die rein „geometrische Haltung“ des Fußes mit H bezeichnet, folgende Formel aufzustellen:

$$H = f(\Theta, \Phi, L) \tag{1}$$

In geschickter Weise hat nun Bradley einen Meßapparat konstruiert, auf den der Fuß tritt. Es genügen einige Handgriffe, um diese Beziehungen mit Hilfe von Meßuhren zum sichtbaren Ausdruck zu bringen.

Kritisch ist zu diesem Verfahren zu bemerken, daß es aufgebaut ist auf der Durchführung willkürlich aufgestellter geometrischer Beziehungen. Man kann sogar eine gedankliche Übereinstimmung feststellen mit den Versuchen Hässelbarths, das Fußskelett nach den Gesichtspunkten des goldenen Schnittes aufzuteilen, der ja auch eine stetige Proportion darstellt. Eine derartige Maßnahme kann aber schließlich auch nur ungefähre Ergebnisse zulassen, da es kaum möglich sein dürfte, diese gewollten geometrischen Beziehungen am Skelett objektiv herzustellen. Dabei ist ja gerade der hintere Höcker des 5. Vorfußknochens eine Stelle, die einmal infolge des Fehlens eindeutig bestimmter Punkte nicht genau festzulegen ist, zum anderen auch rein anatomisch niemals in seiner Lage gleichbleibende Verhältnisse zur Gesamtlänge des Fußes aufweist. Immerhin ist in dem Bradleyschen Verfahren der erste systematisch durchgeführte Versuch zu erkennen, mit Hilfe geeigneter Meßvorrichtungen objektiv den Fuß räumlich darzustellen und seine Haltung gleichungsmäßig in Beziehung zu unabhängigen, veränderlichen Größen zu setzen.

Die angeführten Versuche einer Zustandsmessung des Fußes sind in den verschiedensten Abarten zu finden und hier nur als typisch ausgewählt: Zu ihnen tritt nun noch häufig die *Beobachtung des Röntgenbildes*, dessen Auswertung selbstverständlich nur dem mit diesem schwierigen Gebiet durchaus vertrauten Fachmann möglich ist. Der in der Durchleuchtung im Lichtbild festgehaltene Fuß kann bei Beobachtung bestimmter Voraussetzungen einen brauchbaren Überblick hinsichtlich der gegenseitigen Lagebeziehung der Skeletteile vermitteln. Maßgebend sind dabei vor allen Dingen die Gelenkkammerbildungen sowie, bei genauester Wiedergabe, die Lage der Knochenbälkchenzüge. Beide Verfahren können aber auch nicht mit der Eindeutigkeit einer Messung verglichen werden, vielmehr wird die Beurteilung eines Fußes auf diese Weise dem das Röntgenbild auswertenden Fachmann überlassen bleiben. Die an sich wünschenswerte Verbreiterung der aus dem Röntgenbild sich ergebenden Beobachtungen wird aber kaum möglich sein, da einmal die Beobachtung eine schwierige ist, zum anderen aber, wenn reine Meßverfahren angewandt werden sollen, die Voraussetzungen, die zu einer einwandfreien Messung führen, nur sehr schwierig zu verwirklichen sind. Eine gute Übersicht über diese zu erfüllenden Voraussetzungen hat B. Baisch gegeben.

Zusammengefaßt mögen diese kritischen Betrachtungen die Tatsache erkennen lassen, *daß wir eben heute noch keine Meßmethode besitzen, die den Zustand des*

Fußes objektiv wiedergibt. Deshalb erfährt der Zustand eines Fußes auch häufig verschiedene Deutungen. Es ist eben z. B., will man exakt urteilen, nicht möglich zu sagen: „Der vorliegende Fuß ist ein Knicksenkfuß“, vielmehr kann der Beurteilende einschränkend nur äußern: „Auf Grund meiner Erfahrung und Beobachtung halte ich diesen Fuß für einen Knicksenkfuß.“ Es braucht nicht erwähnt zu werden, daß die Ausarbeitung eines objektiven Meßverfahrens für den Fuß Erkenntnisse zu bringen vermöchte vor allem hinsichtlich der Beurteilung des jeweils zu untersuchenden Fußes, und dann auch noch wertvolles Hilfsmittel wäre, eine *exakte Fußtypenforschung* vorzunehmen, die heute noch zu keinem befriedigenden Ergebnis führt. Die Kennzeichnung eines Fußes als lang oder schmal oder fleischig oder voll, und welche Ausdrücke auch immer gebraucht werden mögen, genügt bei weitem noch nicht, um zu einer möglichst exakten Typenaufstellung zu gelangen. Es ist bekannt, in welch starkem Maße die Fußtypen abhängen einmal von der Berufsart, also von Umweltseinflüssen, und zum anderen, wie stark sie bedingt sind durch landschaftliche Einflüsse, die einer Erbanlage gleichkommen. Ein einfach zu handhabendes, gleichzeitig aber auch objektiv arbeitendes Meßverfahren könnte unter Beobachtung dieser Voraussetzungen zu einer Aufstellung von Fußtypen führen und damit zur Behebung der Schwierigkeiten beitragen, die heute noch vielfach bei der Leistenherstellung auftreten.

Wenn auch der Zustand eines Fußes nicht nur durch seine Form gekennzeichnet ist, sondern auch noch durch sein Leistungsvermögen, das einer meßtechnischen Erfassung ungleich größere Schwierigkeiten bietet, so muß doch der Fußmessung die ihr zukommende Bedeutung klar erkannt sein, wenn die Beziehungen zum Widerstandsvermögen hergestellt sein sollen. Die unterschiedlichen Ansichten der Fachleute über Form und Leistung des Fußes namentlich bei pathologischen Veränderungen sind nicht zuletzt auf das Fehlen objektiver Meßmethoden zurückzuführen.

B. Kräftemessung.

Der Versuch, über den Zustand des Fußes hinaus die Kräfte zu ermitteln, die ihn beeinflussen, also die Beanspruchungen und sein Widerstandsvermögen, stößt auf weitaus größere Schwierigkeiten. Ist es schon kaum möglich, am Fußskelett z. B. Festpunkte objektiv zu erkennen, von denen aus gewisse Beziehungen aufgestellt werden können, so werden die Verhältnisse ungleich schwieriger, wenn nun die an gewissen Fußstellen angreifenden Kräfte ermittelt werden sollen.

Eine *Kraft* ist stets gekennzeichnet durch ihre *Größe* und durch ihre *Richtung.* Die Größe der am Fuß angreifenden Kräfte ist rechnerisch und durch Versuche nur ungenau zu ermitteln, da die Beobachtung des bewegten, seine Lage dauernd ändernden Körperschwerpunktes die Entwicklung von Verfahren nötig macht, deren Komplizierung klare Erkenntnisse nicht mehr zuzulassen scheint, die eine praktische Anwendung gestatten könnten. Denn ein verwickeltes, nur schwierig zu handhabendes Verfahren ist kaum geeignet für die Durchführung zahlreicher Versuchsreihen. Soll aber in die Kräfteverhältnisse im bewegten Fuß genügend Klarheit gebracht werden, so müssen Durchschnittswerte gefunden werden, die an sich einer möglichst großen Vielheit von Versuchen entnommen sind. Die

Schwierigkeiten steigern sich aber noch dadurch, daß andere beeinflussende Faktoren, wie Bodenverhältnisse, Fußstellung usw., unbedingt zu berücksichtigen sind.

Andererseits sind rechnerisch Methoden entwickelt worden, um die *Kraftverläufe im Fuß* in mechanisch einwandfreier Weise zur Darstellung zu bringen. Aber auch hier muß die vorläufige Grenze der Bemühungen erkannt werden, denn es ist bislang noch kein Verfahren zum Abschluß gebracht worden, das die Verteilung der im Skelett auftretenden und auch zahlenmäßig unter gewissen Voraussetzungen zu erkennenden Kräfte im Fußsohlengebiet wiedergeben läßt. Denn diese Fußpartie stellt keinen homogenen Körperteil dar, vielmehr eine Summe von Geweben verschiedenster Eigenschaften. Zudem sind diese Gewebe zum großen Teil noch in Fettschichten eingebettet, die auf Drücke gemäß der Eigenart von Flüssigkeiten reagieren. Nach R. Fick müßte man bei der Entwicklung entsprechender Berechnungen die Gesetze der Hydromechanik heranziehen, ein Verfahren, das wohl bei der Inhomogenität der zu erfassenden Gewebe von vornherein zur Aussichtslosigkeit verurteilt ist.

Die Schwierigkeit des Verhältnisses einmal und zum anderen der Durchführung exakter Methoden bringt es mit sich, daß gerade auf dem Gebiete der Fußfunktionen, soweit sie sich auf Belastung, Bewegung und Widerstand beziehen, eine Menge von Theorien entwickelt worden sind. Die Vielseitigkeit der Bewegungen des belebten Fußes, die sich mathematisch wohl niemals restlos erfassen lassen wird, verführt sehr schnell zur Aufgabe exakter Überlegungen. So kommt es, daß sich gerade auf dem Gebiete der Fußfunktionen nur zu oft phantastische Einfälle mit kühnen Schlußfolgerungen paaren.

Dabei gehen viele solcher Theorien von bestimmten Aufteilungen des Fußes aus, die mit Hilfe von Achsen und Linien durchgeführt werden. Es wird dabei von *Mittellinie, Längslinie, Querachse, Gelenkachse, Korpusachse* für einen Knochen u. a. m. gesprochen. Alle derartigen Bezeichnungen besitzen verhältnismäßig geringen Wert, da sie niemals eindeutig festzulegen sind. Man kann z. B. eine Längsmittellinie oder eine Längsachse des Fußes nur in ungefährer Weise darstellen, indem man bei dem in der Längsrichtung betrachteten Fuß in einer bestimmten Höhe über der Auftrittsfläche den nach weitest hinten ausladenden Punkt (unter Berücksichtigung der oben gegebenen Kritik) ermittelt und diesen z. B. mit der Mitte der zweiten Zehe verbindet. Daß eine solche Maßnahme nur mit Anwendung aller Vorsicht einigermaßen zuverlässige Ergebnisse vermittelt, braucht nicht bewiesen zu werden. Es dürfte auch unzweckmäßig sein, derartige Hilfslinien als Achsen zu bezeichnen, da unter Achse gedachte oder vorhandene Linien verstanden werden müssen, deren Bestimmung eine eindeutige ist, wie z. B. Gelenkachsen, Symmetrieachsen usw. Beziehen sich nun irgendwelche gedankliche Gebäude hinsichtlich der Kraftäußerung auf Achsen (wie eben Gelenkachsen, Achsen von Schuhen u. a.), die in solcher Weise konstruiert sind, so muß man bei ihrer Ausmittelung besonders vorsichtig sein, da eben die künstlich gestellten Voraussetzungen nicht vollwertig sind. In Fachzeitschriften wird z. B. ab und zu von der Neigung des Calcaneus von einer bestimmten Anzahl von Graden gegenüber der Auftrittsfläche gesprochen unter Zuhilfenahme einer „Achse“ vom Tub. med. nach der Mitte des Collum calc. Die eindeutige Bestimmung eines Neigungswinkels setzt aber auch eine ebenso eindeutige Feststellungsmöglichkeit seiner Schenkel voraus, und diese Voraussetzung ist bei einer solchen willkürlich gewählten Fersenbeinachse niemals erfüllbar. Es muß immer und immer wieder darauf hingewiesen werden, daß das Fußskelett mit seinen verwickelten, keine Punkte und Kanten darbietenden Formen auch meßtechnisch sehr schwer zu erfassen ist. Die in das Knochengerüst hineinkonstruierten linearen Gebilde besitzen nur einen bedingten Wert, der die Anschauung bei der Betrachtung schwieriger Fragen zu erleichtern, niemals aber die Grundlage für exakte Berechnungen zu bieten vermag.

Der erste, der den Versuch gemacht hat, in rein rechnerischer Weise die Kraftverläufe und Bewegungsverhältnisse im Fuß, überhaupt in den unteren Gliedmaßen, exakt darzustellen, ist O. FISCHER. Seine Arbeiten müssen als klassische Grundlage für den Ausbau weiterer Gedankengänge hinsichtlich der Bewegung

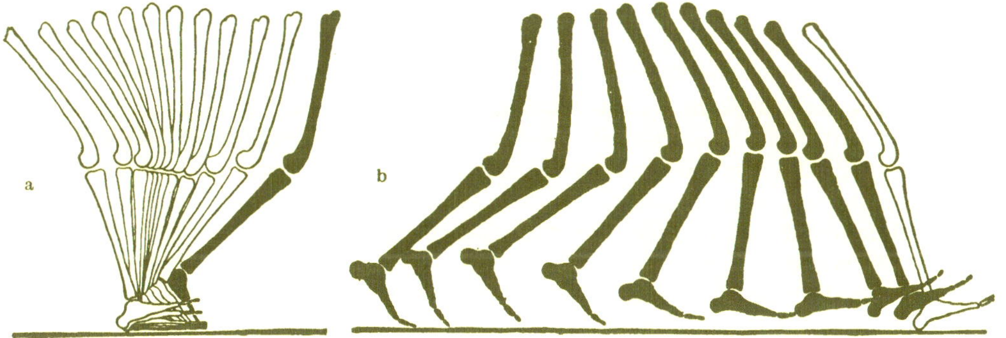

Abb. 4a und b. Beinbewegung bei einem Schritt. a) Sämtliche Phasen des Standbeins (hell) und 1. Phase des Spielbeins (dunkel). b) Sämtliche Phasen des Spielbeins (dunkel) und 1. Phase des Standbeins (hell). (Nach Momentaufnahmen von O. FISCHER, Gang des Menschen, Sächs. Akad. d. Wiss. Bd. 26.)

der unteren Gliedmaßen betrachtet werden. Gleichzeitig sind sie ein Musterbeispiel dafür, wie auch die schwierigsten Dinge durch Anwendung exakter Methoden zu meistern sind. Dabei hat FISCHER peinlich genau die Grenzen einzuhalten gewußt, die ihm durch seine heute beinahe primitiv wirkenden Versuchseinrichtungen gezogen waren. Gerade seine Arbeitsweise, aus einer Reihe mit einfachsten Mitteln gewonnener Werte ein großes Gedankengebäude mit mathematischer Genauigkeit zu errichten, muß heute noch jedem Fachmann als Vorbild dienen.

Da um die Jahrhundertwende die Filmaufnahme noch schwer zu handhaben war, er somit die wirkliche Lage der aufgenommenen Gliedmaßenpunkte durch mühsame Berechnungen aus den durch die Zentralprojektion verzerrten Einzelbildern feststellen mußte, war er gezwungen, nur eine größere Anzahl verschiedener Stellungsphasen hintereinander aufzunehmen. Zu diesem Zweck wurde die Vp. mit GEISSLERschen Röhren ausgerüstet, die in einem verdunkelten Raume zum intermittierenden Leuchten gebracht wurden. Die kurz hintereinander aufleuchtenden Strecken wurden von der photographischen Platte festgehalten und so entstanden auf die Ebene projizierte Bahnkurven als Verbindungslinien der Endpunkte der aufleuchtenden Strecken. Eine vereinfachte und schematische Darstellung der so gewonnenen Bewegungsphasen der Beine gibt Abb. 4 wieder.

Sein Ziel war die Beobachtung der Bewegungs- und Beschleunigungsverhältnisse in Bein und Fuß sowie die Registrierung der Kraftverläufe. Daneben liefen noch Versuche über Veränderung des Schwerpunktes des gesamten Körpers. In geschickter Weise verbindet er Experiment mit Berechnung: Auf der photographischen Platte erhält FISCHER die Lagebeziehung der einzelnen Gliederabschnitte, deren Endpunkte Kurvenzüge ergeben. Diese graphische Darstellung der einzelnen Gangphasen bildet den Grund für seine weiteren rechnerischen Ermittlungen. Er kann die gewonnenen Bahndiagramme umgestalten zu Zeit-Wegdiagrammen, und aus den so erhaltenen Kurven mittels Tangentenkonstruktion die Geschwindigkeitskurven entwickeln, und in ähnlicher Weise daraus wieder die linearen Beschleunigungswerte. Wir sind also heute auf Grund der FISCHERschen Versuche in der Lage, uns auch rechnerisch einen guten Überblick über die Beschleunigungsverhältnisse bei Bein und Fuß zu verschaffen. Das Hauptverdienst FISCHERS dürfte aber nach der mechanisch-physiologischen Seite hin zu suchen sein: Auf Grund der ermittelten Beschleunigungen der Schwerpunkte einzelner Glieder der unteren Gliedmaßen kann er die entsprechenden Kräfte berechnen, da ja die Beschleunigungen den einwirkenden Kräften direkt proportional sind. Er entwickelt aus der linearen die Winkelbeschleunigung der einzelnen Punkte der Bahnkurven. Vorher hatte er bereits empirisch die Schwerpunkte und die Trägheitsmomente der einzelnen Gliederabschnitte festgestellt, so daß nunmehr alle Voraussetzungen erfüllt waren, um nach dem Satz zu arbeiten: Die Winkelbeschleunigung ist proportional der Summe der Drehmomente und indirekt proportional dem Trägheitsmoment. Die Drehmomente setzen sich aus denen der Muskel-, Effektiv- und Schwerpunktskräfte mit den entsprechenden Hebelarmen zusammen, die rein geometrisch gefunden wurden. Da er alle Werte bis auf die Muskelkräfte durch Versuche mit auswertenden Rechnungen gefunden hatte, konnte er die entsprechenden Gleichungen nach den Muskelkräften auflösen. So war es ihm möglich, die *Arbeitsleistungen bestimmter Muskelgruppen in ihrer Gesamtheit theoretisch aufzuzeichnen* und dadurch vor allem den wichtigen Nachweis zu bringen, daß das während des Ganges frei schwingende Bein nicht etwa eine Bewegung durchführt, die ohne Hilfenahme von Muskelkraft lediglich nach den Fallgesetzen sich entwickelt, wie WEBER behauptet hat. Vielmehr gelangt auch in den frei schwingenden Phasen eine Summe von Muskelkräften zur Auslösung.

Zusammenfassend kann gesagt sein, daß FISCHER eine brauchbare, von der Fachwelt leider noch viel zu wenig erkannte Grundlage bezüglich der *Beschleunigungsverhältnisse des Fußes* geschaffen hat. Er dürfte der erste gewesen sein, dem es in exakter Weise gelungen ist, bestimmte Vorgänge des menschlichen Ganges in das Gewand von Formeln zu kleiden, die wichtige Beziehungen zwischen Belastung und Muskelkräften vermitteln. Dabei hat er es bewußt vermieden, die Beanspruchungen des Fußskeletts zu ermitteln, er legt vielmehr den Hauptwert auf die Darstellung der Kräfte, die zur Bewegung des Körpers und damit des Fußes dienen. Gleichzeitig mögen die verwickelten Versuche, die zum größten Teil auf die Exaktheit seiner Methode zurückzuführen sind, eine Warnung sein, sich mit allzu rasch aufgestellten Hypothesen über Fußfunktionsfragen hinwegzusetzen. Schließlich vermögen diese großen Schwierigkeiten die Grenzen für die Versuche anzukünden, die Bewegungs- und Belastungsverhältnisse rein rechnerisch aufzudecken: Einmal dürfte es ausgeschlossen sein, rein rechnerisch die spezifischen Belastungen der Planta zu ermitteln, eine Aufgabe, deren Lösung sicherlich wertvolle Hinweise grundsätzlicher Natur auf die Ausgestaltung der Fußlagerung in Schuh und auf Einlage liefern könnte. Es ist ja bekannt, wie gerade die Frage nach der *Fußsohlenbelastung* bzw. der angestrebten „Entlastung" zur Entwicklung zahlreicher Theorien und zur Herstellung verschiedenartiger Schuh- und Einlagenkonstruktionen geführt hat. Zum anderen können solche Berechnungen sich lediglich auf einen bestimmten Fußtypus beziehen, der zwar das Wesentliche der mechanischen Vorgänge in deutlich erkennbarer Form zeigt; die physiologischen Einflüsse, ferner die Abhängigkeit der Belastungsverläufe von den Bodenverhältnissen werden sich niemals in das Gewand einer Formel pressen lassen. Diese Tatsache muß den FISCHERschen Versuchen einen für weite Kreise auswertbaren Erfolg versagen. Hier können nur zahlreiche Versuchsreihen, mit geeigneten Einrichtungen angestellt, gute, von veränderlichen, aber unabhängigen Faktoren abhängige Ergebnisse verschaffen, die als Durchschnittswerte dann auch praktische Bedeutung zu erlangen vermögen.

Die Genauigkeit seiner Methoden sowie der zeitbedingte, verhältnismäßig primitive Stand seiner Versuchseinrichtung läßt es erklärlich erscheinen, daß FISCHER ein so umfassendes Problem nur mit Hilfe äußerst verwickelter Rechnungen in jahrelanger Arbeit der Lösung näherbringen konnte. Es ist deshalb die Feststellung keine wertmindernde Kritik, daß andere Fachleute, die auf demselben Gebiet arbeiteten, das Problem nicht in der Gesamtheit angepackt, vielmehr nur Teilausschnitte aus dem ganzen Gebiet zur Berechnung herangezogen haben. So haben z. B. in jüngster Zeit TIMMER und STORCK Wege gezeigt, wie die Zugbeanspruchungen im plantaren Spannapparat zu berechnen sind, und zwar in Abhängigkeit von Schwerpunktslage des Körpers bzw. Absatzhöhe des Schuhes. TIMMER hat diese Spannungsänderung auch an einem Modell durch Anwendung von Zugdynamometern augenscheinlich gemacht.

Zur Vervollständigung der die Kräftemessung am Fuß betreffenden Fragen sei noch auf die unter (2) in diesem Abschnitt beschriebenen Verfahren hingewiesen.

IV. Art der Untersuchung.

Wenn das Widerstandsvermögen des Fußes, also die Kräfte, welche die auf ihn einwirkenden Belastungen aufheben, untersucht werden sollen, so wäre es zweckmäßig und im Hinblick auf eine restlose Klärung der Fußsohlenbelastungsverhältnisse sogar notwendig, möglichst quantitativ einwandfreie Ergebnisse zu ermitteln. Die Vollendung der Untersuchungen wäre in der Möglichkeit zu erblicken, in Abhängigkeit von der Fußstellung und Bodenbeschaffenheit beliebig viele Plantapunkte auf ihre Druckbeanspruchung hin zu prüfen. Auf diese Weise könnte die spezifische Maximaldruckwanderung registriert und die Streitfragen über „Belastungslinien", „Belastungsachsen" u. a. einer vielleicht sicheren Klärung zugeführt werden, die eben nur durch Auswertung empirisch gewonnener Zahlenergebnisse zu erhalten ist.

In den vorhergehenden Abschnitten wurde die Fülle der Versuche dargestellt, nicht nur die äußere Form des Fußes und die Gestaltung des Skeletts meßtechnisch zu erfassen, sondern darüber hinaus auch die Bewegungsverhältnisse rechnerisch derart zu ermitteln, daß schließlich der ganze Gehvorgang in Bewegungsgleichungen dargestellt werden kann.

Die Kritik der einzelnen Verfahren, soweit sie eben eine Kräftemessung bezweckten, ließ erkennen, daß der *rein rechnerischen Methode* Grenzen gesetzt sind. Es sind Apparaturen entwickelt worden, deren Druckmeßvorrichtungen geeicht werden können und damit Zahlenwerte ergeben. Die hiermit gewonnenen Ergebnisse vermitteln zwar einen Eindruck über die Belastung der Sohlenfläche, jedoch handelt es sich bei solchen Ausführungen nur um die Lösung eines statischen Problems: Die Vp. befindet sich in Ruhe, der Fuß in einer bestimmten Stellung. Somit gelangen lediglich die statischen Drücke jeweils einer Fußlage zur Darstellung, die zudem in zahlreichen Fällen eine gekünstelte sein wird, so daß die Muskelspannungsverhältnisse keine natürlichen sind. Werden aber die Druckverhältnisse des bewegten Fußes sichtbar gemacht, so ist eine *Registrierung* noch nicht geglückt (vgl. GRÄPER). (Unter Registrierung ist eine selbsttätige, fortlaufende Aufzeichnung beliebig vieler Meßpunkte zu verstehen.)

Wollte man die dynamischen Drücke erkennen, also die auf die Fußsohlenpartie bei der Bewegung wirkenden spezifischen Drücke, so müßten die in den vorhandenen Apparaturen verwirklichten Druckmeßvorrichtungen auch eine entsprechende Eichung erfahren. Dies dürfte aber zu keinem Erfolg führen, da alle diese Versuchseinrichtungen (außer der BASLERschen Anordnung) nicht trägheitslos arbeiten und Eigenschwingungen besitzen, welche die Meßergebnisse in starkem Maße zu beeinflussen vermögen.

Verfolgt man dagegen die Versuche, rein rechnerisch zu einer Lösung der Widerstandsverhältnisse des Fußes zu gelangen, so sind zwar brauchbare Ansätze für die Erkennung der Kräfteeinflüsse im ganzen, z. B. für einzelne Muskelgruppen (vgl. TIMMER, STORCK) vorhanden, vor allem durch die grundlegenden FISCHERschen Arbeiten. Alle diese Rechenmethoden haben aber den Nachteil, daß sich die Ergebnisse eben nur auf *Teillösungen* beschränken müssen und zum anderen aber keinesfalls die Beziehungen zwischen den Kraftäußerungen und den Bodenverhältnissen sowie der Fußbekleidung herzustellen vermögen.

Es steht jedenfalls fest: Ein Versuch, die *Bodendrücke des Fußes* aufzuzeichnen, kann nur dann Erfolg haben und als zweckmäßig betrachtet werden, wenn die Apparatur ohne weiteres dem Fuße die Möglichkeit bietet, spontane Bewegungen auszuführen, und zum anderen die Abhängigkeit der Belastung von den verschiedenen Bodenverhältnissen klar zum Ausdruck zu bringen. Zudem muß ein solcher Apparat leicht zu handhaben sein, damit beliebig große Versuchsreihen aufgestellt werden können, denn die Zustandsangabe eines Fußes erfordert außer der Offenbarung seiner Haltung die Berücksichtigung seiner Leistungsfähigkeit, die wohl zahlenmäßig kaum zu erfassen sein wird. Infolgedessen könnten bei dem Versuch einer zahlenmäßigen Erfassung des Widerstandsvermögens im Fuße nur aus zahlreichen Versuchsreihen ausgemittelte Durchschnittswerte Bedeutung haben, die wertvoller sind als die Beurteilung eines Einzelfalles.

Um zu einem solchen Ergebnis zu gelangen, schwebt dem Verfasser ein Verfahren vor, das mit Hilfe der *elektrischen Druckmessung* gestattet, beliebig viele Fußsohlenpunkte auf ihre Belastung zu prüfen, und diese Belastung in

Abhängigkeit von Bodenverhältnissen, Fußstellung, Fußbekleidung und Geschwindigkeit bei Bewegung zu setzen. Deshalb muß die Meßvorrichtung am Fuße angebracht sein, der dann seine Bewegungen in vollkommen natürlicher Weise ausführen kann. Die Verwirklichung ähnlicher Gedankengänge wird in verschiedenen Laboratorien angestrebt, ihre praktische Durchführung aber erschwert durch die Benötigung sehr verwickelter Meßeinrichtungen. So liegt z. B. das Ziel der Arbeiten von PL. SCHWARZ (Universität Rochester) in der „Schaffung eines Apparates, der jede Bewegungsphase des schreitenden Fußes bis in die kleinste Phase aufzuzeichnen vermag". Sein Apparat soll für den Fuß das darstellen, was für das Herz der Elektrokardiograph bedeutet (vgl. ATZLER), und dabei die Bewegungen jedes Knochens, jeden Muskels aufzeichnen. Ähnliche Versuche werden zur Zeit auch von der Forschungsstelle der englischen Schuhwirtschaft (BRADLEY) angestellt. Die spärlichen Nachrichten über einen derartigen Ausbau lassen nicht erkennen, ob mit den geplanten Versuchsreihen auch die oben angedeuteten rein kinetischen Probleme einer Lösung zugeführt werden können.

Unter Berücksichtigung aller dieser Erwägungen bleibt vorläufig die Unmöglichkeit, zahlenmäßig die Bewegungs- und Belastungsverhältnisse des Fußes exakt darzustellen. Damit scheidet aber auch die Möglichkeit einer *quantitativen Darstellung* des Widerstandsvermögens des Fußes von selbst aus. Deshalb sollen sich die folgenden Untersuchungen damit begnügen, Art und Richtung des Fußwiderstandes zu vermitteln und aus dieser *qualitativen Darstellung* Schlußfolgerungen auf die Fußlagerung im Schuh zu ziehen.

Außer den eben genannten Mängeln der vorhandenen Versuchseinrichtungen sowie der Unmöglichkeit, rechnerisch bis in letzte Einzelheiten vorzustoßen, sind für eine solche qualitative Untersuchungsweise noch Gründe zu verzeichnen, die sich aus anatomischen und physiologischen Verhältnissen ergeben:

Die anatomischen Verhältnisse des Fußes sind genau bekannt. Infolgedessen können die Linien, entlang denen die einzelnen Kräfte wirken, also die Kraftlinien, einigermaßen genau, aber auch nur einigermaßen genau ermittelt werden, ebenso die Hebelarme, an denen diese Linien angreifen. Die Kraftäußerung erfolgt durch den Muskel, dessen Arbeit dargestellt wird durch die durch seine Kontraktion hervorgerufene Kraft und den Weg, den seine Sehne infolge dieser Zusammenziehung zurücklegt.

Decken sich aber nun schon die rein anatomischen Verhältnisse bei den einzelnen Füßen nicht, so muß man dazu noch erkennen, daß eine exakte Ermittlung der Kraftlinien bzw. der Hebelarme nicht möglich ist, da es sich bei den Sehnen bzw. bei den Gelenken um räumliche Gebilde mit stark unterschiedlichen Ausmaßen handelt, die eine genaue Festlegung linearer Größen nicht zulassen. Ferner ist es üblich, die Muskelkräfte durch die Aufstellung der *physiologischen Querschnitte* zu ermitteln, deren Flächeneinheiten dann in Beziehung zur *absoluten Muskelkraft* gesetzt werden. Beide Werte unterliegen aber sehr starken Schwankungen in Abhängigkeit von physiologischen und schließlich auch psychischen Einflüssen, und gerade auf diesem Gebiete laufen die Angaben im Fachzeitschriftentum in so starkem Maße auseinander, daß die daraus sich ergebenden Berechnungen schließlich nur einen jeweils typischen Wert haben, der von Durchschnittsergebnissen wesentlich abweichen dürfte.

Schließlich ist die Richtung der Kraftlinie eines Muskels, häufig als „*Muskelresultierende*“ bezeichnet, in keinem Falle eindeutig bestimmt, so daß zu ihrer Ermittlung Hilfsmaßnahmen angewandt werden müssen: Wird z. B. der eingelenkige, „geradlinig“ verlaufende, also gerade gestreckte Muskel als mechanische Einheit betrachtet, so werden die Mitten der Ursprungs- und Ansatzflächen miteinander verbunden, um die Kraftlinie zu erhalten. Infolge der häufig stark flächigen Ausbreitung der Sehnen an Ursprung und Ansatz ist es aber ausgeschlossen, mit einer für Berechnungen genügenden Genauigkeit die erforderlichen Punkte festzulegen. Alle solche Konstruktionen haben den Mangel einer willkürlichen Ermittlung, so daß ihr Wert selbst bei Aufstellung von Zahlenangaben beinahe nur ein qualitativer bleibt.

Die Schwierigkeiten der Aufzeichnung einer resultierenden Kraftlinie werden erhöht, wenn es sich nicht um einen gerade gestreckten Muskel handelt, vielmehr seine Sehne aus der geradlinigen Richtung abgewinkelt ist. Ausschlaggebend für den Bewegungserfolg ist zwar stets das geradlinige Endstück der Sehne, die am bewegten Skeletteil ansetzt. Der Sehnenzug erfährt aber in seinem Verlauf mitunter zahlreiche Abknickungen, durch die die Lage der jeweiligen Kraftlinien gekennzeichnet ist. Ein typisches Beispiel für die häufige Abwinklung der Kraftlinie bietet der Verlauf der Sehne des langen Wadenbeinmuskels (Peronaeus longus) (vgl. Abb. 11). Ist eine Sehne und damit die Kraftlinie des Muskels mehrfach abgewinkelt, so wird sich die Arbeit des Muskels in den verschiedenen Sehnenabschnitten in Abhängigkeit von der Spannung seiner Synergisten oder Antagonisten auch verschieden auswirken. Auf diese Weise fehlt z. B. bei statisch belastetem Fuße die Bewegungsauslösung der Großzehenbeuger, deren isometrische Kontraktion dann nur zur Verspannung in den Gelenken dient, die von ihren Sehnen überzogen werden (vgl. Abschnitt VI).

Es ist also außer diesen auf anatomischem Gebiete gelagerten Schwierigkeiten noch die mechanische Voraussetzung anzusetzen: Der Bewegungserfolg eines Muskels ist abhängig von dem Zusammenwirken aller an der Bewegung beteiligten Muskeln. Dadurch ist die Kraftäußerung selbst synergetisch arbeitender Muskeln für alle Stellungsphasen des Fußes niemals eindeutig bestimmt.

Sind schon die Kraftlinien der Muskelzüge nicht exakt zu ermitteln, so erhöhen sich die Schwierigkeiten bei der Berechnung der statischen Momente, da, wie oben dargestellt wurde, die Ansatzpunkte der Hebelarme ebenfalls nur ungenau festzuhalten sind.

Alle diese Überlegungen lassen die *Bevorzugung einer qualitativen Untersuchungsmethode* gerechtfertigt erscheinen, die sich vornehmlich auf die *Art und die Lage des Widerstandsvermögens des Fußes* beziehen soll. Die genaue Kenntnis dieser beiden Eigenschaften scheint aber unerläßlich zu sein, damit zumindestens manche auf die Beschuhung sich beziehende Irrwege verlassen werden können. Darüber hinaus dürfte aber eine eingehende qualitative Betrachtung auch wichtige Aufschlüsse auf dem Gebiete der Fußpathologie und -pathogenese geben, zumindestens aber zur Aufklärung der zahlreich vorhandenen begrifflichen Verwirrungen dienen.

Es dürfte sich dem Rahmen einer qualitativen Untersuchungsweise anpassen, wenn die *Beziehungen zwischen Widerstandsvermögen und Belastung des Fußes symbolhaft* dargestellt werden: Hierfür sei sein *Widerstandsvermögen* mit W, die

Summe der Belastungen mit B gekennzeichnet. Der Begriff B schließt alle Arten von Belastungen in sich ein wie Körperlast, zusätzliche Lastaufnahme und schließlich die Beschleunigungskräfte, die durch die Bewegungen des Körpers, also durch die Auslösung der Muskelkräfte, bedingt sind und 100% und noch mehr des Körpergewichtes ausmachen können. Ferner müssen gleichsam als Kräfte mit negativem Vorzeichen artmäßig zu den Belastungen noch die Erscheinungen gerechnet werden, die das Widerstandsvermögen des Fußes nachteilig zu beeinflussen bestrebt sind: Hierunter fallen vor allem die durch mangelnden Stoffwechsel bedingten Schädigungen, denn gerade diese physiologischen Beeinflussungen bestimmen häufig den Mißerfolg einer Einlage, eines Schuhes! Wie häufig wirkt das eine oder andere „Fußabstützungssystem" abschnürend auf einzelne Fußpartien, damit die notwendige Nahrungszufuhr hemmend und das Widerstandsvermögen mindernd!

Unter Anwendung der genannten symbolartigen Bezeichnungen können drei Fußzustände unterschieden werden:

$$W > B. \tag{2}$$

In diesem Falle ist das Widerstandsvermögen größer als die Summe der auf den Fuß einwirkenden Belastungen; der Fuß arbeitet also mit einem gewissen Sicherheitsgrad, der ihn hinreichend vor Ermüdung, bestimmt vor Schwächung und damit auch vor einer Deformation bewahrt. Diese Gleichung stellt somit den Zustand eines *Normalfußes* dar, denn seine Leistungsfähigkeit ist hier gewährleistet; sie kann also auch zur Kennzeichnung der Fußform dienen, soweit diese als vom Widerstandsvermögen abhängig betrachtet wird.

$$W \equiv B. \tag{3}$$

In diesem Falle halten sich die Belastungskräfte und das Widerstandsvermögen des Fußes die Waage. Er kann gerade noch seine Haltungsrichtigkeit bewahren, da das Widerstandsvermögen eben noch die Belastungen aufnimmt. Diese Verhältnisse deuten aber bereits auf einen *Grenzzustand* hin: Das Widerstandsvermögen ist gerade noch so groß, daß die Skeletteile in ihrer normalen Lagebeziehung zueinander bleiben; es genügt aber eine akute Belastungserhöhung, um hier bereits durch eine weitere Schwächung der aktiven oder passiven Fußspanner eine Deformation herbeizuführen. Ein Fuß in diesem Zustand ist zwar noch haltungsrichtig, muß aber als schwach gekennzeichnet werden; es ist dies der Zustand der *Fußinsuffizienz.* (Diese Kennzeichnung wird von manchen Fachleuten als nicht genügend betrachtet, sie wählen dafür den Begriff Impotentia pedis.) Diese qualitativen Darstellungen werden im Abschnitt VIII noch eine einschränkende Vertiefung erfahren.

$$W < B. \tag{4}$$

Das Widerstandsvermögen ist kleiner geworden als die Summe der Belastungen. Infolgedessen führt die Verminderung der spannenden Kräfte der Spanngewebe zu einer Zerstörung der normalen Lagebeziehung der Knochen. Mit anderen Worten: Es ist bereits eine *Deformation* eingetreten.

Diese drei Gleichungssymbole vermögen qualitativ die Unterschiede zwischen Normalfuß, schwachem und deformiertem Fuß anzudeuten. Ihre Beziehungen sollen, die Anschauung fördernd, auf den wichtigen Unterschied zwischen einem schwachen und einem deformierten Fuß hindeuten: Es ist die Aufgabe, den labilen Zustand, der durch die Gleichung von $W \equiv B$ gekennzeichnet ist, möglichst schnell zu beseitigen. Anderseits geht aus diesen Gleichungen ganz deutlich hervor, daß ein Sinken des Widerstandsvermögens unter die Summe der Belastung erst dann möglich ist, wenn der Zustand $W \equiv B$ unterschritten ist. *Eine Deformation, also ein Verformungsvorgang, kann somit, wenn man von Verletzungen absieht, erst nach dem Absinken des durch die Spanngewebe vermittelten Widerstandsvermögens unter die Belastungsgrenze eintreten.* Diese Tatsache ist als selbstverständlich zu betrachten. Sie muß aber einmal mit aller Nachdrücklichkeit betont werden, da heute, namentlich in der Praxis der Schuh- und Einlagenherstellung, das Widerstandsvermögen noch viel zu häufig lediglich in der Formrichtigkeit des Skeletts erblickt wird. Daraus ergeben sich aber Fußgewölbeunterstützungsmaßnahmen, die vielfach grundsätzlich nur Schaden anrichten können, zumal sie oft „vorbeugend" angewandt werden sollen.

V. Fußanatomische Fragen.

Um zu einer qualitativen Würdigung des Widerstandes im Fuß zu gelangen, müssen die *anatomischen Verhältnisse von Bein und Fuß* ganz nüchtern betrachtet werden, losgelöst von irgendwelchen Tendenzen, deren Vorhandensein zwar wünschenswert erscheint, deren unvorsichtige Feststellung aber falsche Schlüsse ergibt. Es ist zur Genüge bekannt, wie die zahlreichen hinsichtlich des Gewölbebaus im Skelett aufgestellten Hypothesen zu Fehlschlüssen geführt haben. Solche falsche Überlegungen wurden in den vergangenen Jahren vornehmlich von der Schuhwirtschaft durchgeführt, als sie an die Entwicklung des sog. orthopädischen Serienschuhwerkes heranging. Die Grundforderung war dabei in den meisten Fällen, daß der in gewölbter Form ausgebildete Fuß im Gewölbe zu stützen sei, und damit schien man nach allen Gesichtspunkten das Notwendige getan zu haben. Ja darüber hinaus sind genügend Anzeichen vorhanden, die eine prophylaktische Gewölbestützung als höchste Vollkommenheit für einen orthopädischen Schuh anpriesen! Es ist gerade im Hinblick auf die Entwicklung solchen Schuhwerks die Feststellung beachtenswert, wie durch praktische Auswertung einer Theorie grundsätzlich falsche Erzeugnisse entstanden sind, und der Fehler in der Anschauung verdoppelt sich sozusagen im Hinblick auf die schwache Grundlage, auf der sich sämtliche Gewölbetheorien aufbauen. Dazu kommt, wie weiter unten bewiesen wird, daß das Widerstandsvermögen des Fußes gar nicht nach anatomischen Gesichtspunkten beurteilt werden darf, daß vielmehr für sein Erkennen *funktionelle Überlegungen* nötig sind. Denn nicht allein die Lage der einzelnen Gewebe ist maßgebend, ausschlaggebend bleibt ihr Leistungsvermögen, letzten Endes also ihre Funktion.

Die Ermittlung des Fußwiderstandes bedingt zunächst eine *systematisch-anatomische Gliederung* aller die Belastung des Fußes aufnehmender Gewebe:

A. Stützgewebe.

Die Funktionen üben auf die Gewebe einen *trophischen* und *formgebenden Reiz* aus. Die Formbildung der Knochen ist bedingt durch die Entwicklung der inneren Struktur, deren gleichsam äußeren Abschluß die Knochenform darstellt. Es liegt deshalb im Bereich logischer Überlegungen, wenn *aus Form und Struktur der Knochen rückwärts auf ihre Funktionen geschlossen wird.* Soll nun bei einer rein anatomischen Betrachtungsweise des gesamten Fußskeletts von vornherein ein Weg für spätere funktionelle Überlegungen freigemacht werden, so ist es zweckmäßig, wenn eine Einteilung vorgenommen wird derart, daß die Skeletteile, die sich in Form und Größe ähneln, eine Zusammenfassung erfahren, denn es kann geschlossen werden, daß Knochen ähnlicher Gestaltung auch ähnliche Funktionen aufzuweisen haben.

Unter solchen Gesichtspunkten läßt sich unser Fußskelett in sehr einfacher Weise aufteilen:

Der *Rückfuß* mit seinen verhältnismäßig großen kurzen Knochen (Fersenbein und Sprungbein).

Der *Mittelfuß* mit den kleineren kurzen Knochen (Würfelbein, Kahnbein und drei Keilbeinen).

Der *Vorfuß* mit seinen 19 Röhrenknochen: 5 Vorfußknochen (Ossa metatarsalia) und 14 Zehengliedern.

Beachtenswert im Hinblick auf die später zu lösenden Funktionsfragen bleibt die eigenartige Gliederung der Fußskeletteile: Das Gerüst wölbt sich in der Längsrichtung nach oben, hinten mit massigen Knochen beginnend, denen sich kleinere kurze Knochen anschließen, während eine größere Anzahl längs gerichteter Röhrenknochen den Abschluß bildet.

Die *Vorfußknochen* werden häufig als *Mittelfußknochen* angesprochen, namentlich in der Praxis der Schuhwirtschaft. Diese irreführende Bezeichnung ist dadurch erklärlich, daß die innigen Beziehungen zwischen der anatomischen Struktur des Knochens und seinen Funktionen nicht richtig erkannt wurden, und daß deshalb die Einteilung des Fußskeletts sehr willkürlich vorgenommen wurde. Für eine solche Gliederung mögen zunächst rein anatomische Überlegungen maßgebend gewesen sein: Der Anatom trennt bekanntlich die Fußwurzel (Tarsus) von der Vorfußwurzel (Metatarsus) und den Zehen (Phalangen). Der Tarsus setzt sich zusammen aus Calcaneus, Talus, Os nav., Os cub. und den 3 Ossa cuneiformia, also den Knochen, die gemäß der obigen Darstellungsweise in Rück- und Mittelfuß zusammengefaßt wurden. Die Verwendung der Bezeichnung Mittelfußknochen ist vollkommen irreführend, zumal in dem Wortteil „Meta“ in gar keiner Weise eine Beziehung zu dem Ausdruck „Mittel“ abgeleitet werden kann. Der Metatarsus ist eben weiter nichts als der Teil, der „vor“ dem Tarsus liegt (*μετά* weist rein örtlich auf ein anschließendes Gebiet hin!). *Os metatarsale* kann also nur mit „*Vorfußknochen*“ übersetzt werden!

Wichtig für die Klarlegung des Widerstandsvermögens des Fußes sind auch noch die zunächst rein anatomisch zu betrachtenden Stellen, wo zwei oder mehrere Knochen zusammenstoßen, also die *Gelenke.* Wenn der Blick über ein Fußskelett von hinten oben nach vorn unten wandert, so ist deutlich eine allmähliche Veränderung der Gelenkflächen feststellbar: Der *Rollhügel des Sprungbeins* (Trochlea tali) stellt eine ausgesprochene, in der Querrichtung leicht konkave und in der Längsrichtung konvexe Wölbung dar, die sich den entsprechenden Formen der Knöchelgabel im oberen Sprunggelenk gut anpaßt. Unter dem Sprungbein liegen zwei konvex und konkav gewölbte Flächen, die Teile der Gelenkkammern bilden, die durch die Verbindung mit dem Fersenbein im unteren Sprunggelenk gegeben sind. Hierzu gehört auch noch die nach vorn zu liegende konvexe Auswulstung des *Sprungbeinhalses* (Collum tali). Alle diese Gelenkflächen bilden stark plastische Formen, d. h. ihre Wölbungen sind sehr gut ausgeprägt. Wenn man sich diese Wölbungen aus zahlreichen Teilen von Kugelkalotten zusammengesetzt denkt, so sind hier die Krümmungsradien dieser Flächen verhältnismäßig klein. Das *vordere untere Sprunggelenk* (Art. talo-nav.) offenbart bereits eine weniger ausgesprochene Fläche. Ebenso besteht die Gelenkkammer zwischen Würfelbein und Fersenbein aus nur gering gewölbten Flächen.

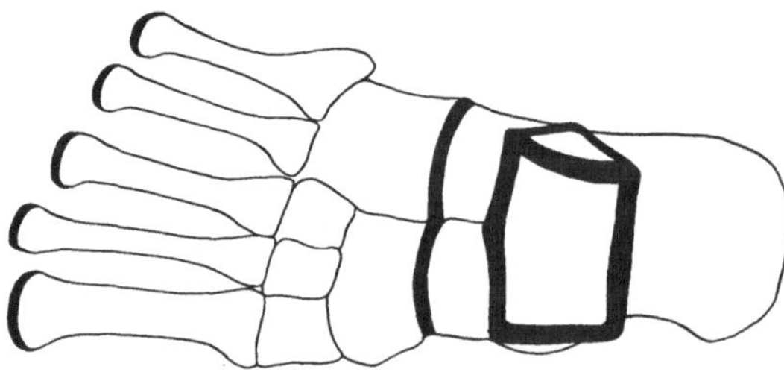

Abb. 5. Bewegungsumfang in den Gelenken.

Diese Wölbungen werden immer flacher, je weiter die Gelenkpartien nach den Zehengrundgelenken zu betrachtet werden: Die Gelenkkammern des Mittelfußes stellen beinahe eben aneinandergrenzende Flächen dar, zumindestens Flächen, deren Krümmungsradien verhältnismäßig groß sind. Erst in den Zehengrundgelenken und zum Teil auch in den Zehengelenken sind wieder Gelenkflächen mit stärkerer Wölbung zu erkennen.

Der *Bewegungsausschlag* des einen Skeletteils gegenüber dem anderen im Gelenk ist vor allem abhängig von der Gelenkform. Je größer die Gelenkfläche ausgebildet ist unter gleichzeitiger starker plastischer Formung, um so größer wird die Bewegungsmöglichkeit sein. Die Eigentümlichkeit der Gelenkflächenausbildung im Fuß deutet darauf hin, daß die Bewegungsmöglichkeit im Rückfuß sowie in der Verbindung von Rückfuß und Mittelfuß (im CHOPART*schen Gelenk*) verhältnismäßig groß ist, während die Lageveränderung der einzelnen Knochen untereinander im Mittelfußteil und vor allem im Übergang von Mittelfuß zu Vorfuß (LISFRANC*sches Gelenk*) nur eine geringe sein kann. Die Beweglichkeit nimmt erst wieder zu in den Zehengrundgelenken. Die Abb. 5 zeigt die Abflachung der Gelenkflächen und damit die Abnahme der Beweglichkeit in den einzelnen Fußgelenken nach vorn zu gemäß der Stärke der Knochenkonturen: Die starken Umrisse weisen auf große, die schwachen auf kleine Bewegungsmöglichkeiten hin.

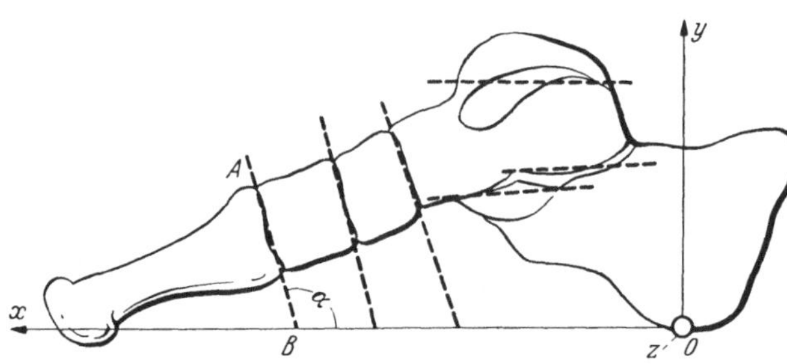

Abb. 6. Gelenkhilfsebenen.

Eigentümlich ist auch die Lagebeziehung der einzelnen Gelenkflächen zur Auftrittsfläche. Die Abb. 6 zeigt das Skelett eines rechten Fußes von der Innenseite betrachtet und Abb. 7 in Draufsicht, wobei beide Skelette in ein räumliches Koordinatennetz gespannt sind. Die die Grundlinie bildende Koordinate X soll durch die Berührung des mittleren Fersenbeinhöckers mit der Auftrittsfläche sowie senkrecht unter der Mittellinie der zweiten Zehe laufen.

Die Y-Koordinate steht in dem Berührungspunkt des Fersenbeinhöckers senkrecht, und aus diesem Berührungspunkt heraus entwickelt sich auch die Z-Koordinate gemäß der Abbildung nach medial zu.

Denkt man sich die Kugelkalotten bzw. kugligen Abschnitte zu ebenen Flächen zusammengeschrumpft, was vor allem bei den wenig gewölbten Gelenkflächen ohne weiteres möglich ist, so ergeben sich wichtige Lagebeziehungen zum räumlichen Koordinatennetz. Der einfachen Benennung halber mögen diese gedachten ebenen Flächen als „*Hilfsebenen*" gekennzeichnet sein. Sie stellen also gleichsam die allseitig erweiterten Grundflächen der Kugelkalotten dar (Abb. 8).

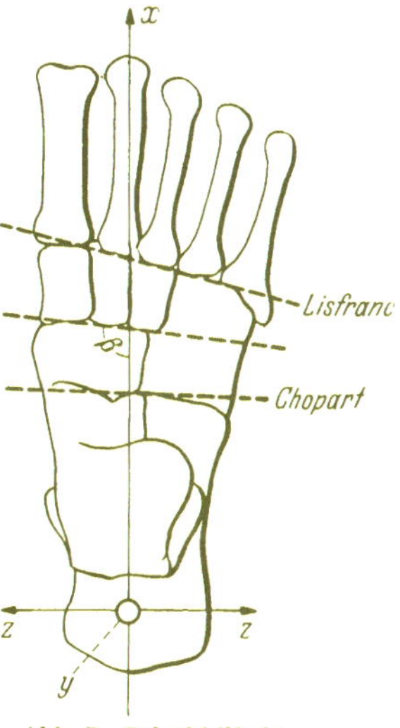

Abb. 7. Gelenkhilfsebenen.

Wenn man diese als Ebenen gedachten Flächen vergrößert und sie dann in Beziehung zu den durch die Raumkoordinaten dargestellten Ebenen bringt, so muß man bezüglich der vielen *Fußgelenke in Rück- und Mittelfuß zwei Gruppen* unterscheiden:

Die *erste Gruppe* ist durch folgende Lagebeziehungen gekennzeichnet: Das von der Seite betrachtete Fußskelett offenbart, daß die auf die eben erläuterte Weise erweiterten Gelenkflächen des Mittelfußes, also ihre Hilfsebenen, in einem Winkel auf die Ebene XZ münden, der einem rechten sehr nahe kommt. Wenigstens überschreitet er in keinem Fall 25°. Das Beispiel des 1. Keilbein-Vorfußknochengelenkes möge diese Tatsache darstellen: Die durch die Flächenvergrößerung der Gelenkkammer entstandene Ebene sei durch die Linie AB dargestellt. Diese Linie schneidet die Ebene XZ bzw. die Koordinate X im Winkel α. In ähnlicher Weise schneiden auch alle anderen von oben nach unten verlaufenden Gelenkflächenebenen des Mittelfußes die Grundfläche, und alle diese Winkel, die entsprechend dem Winkel α zu erläutern sind, weichen in keinem Falle mehr als 25° von der Auftrittsfläche ab, vielmehr beträgt die Abweichung bedeutend weniger und sinkt auf durchschnittlich 1—2°. Die gelenkigen Verbindungen, die im Lisfranc liegen, ergeben Gelenkflächen, die beinahe senkrecht zur Auftrittsfläche stehen.

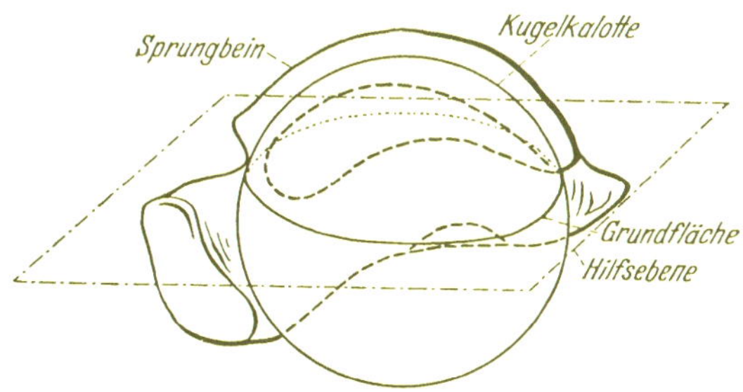

Abb. 8. Entstehung der Hilfsebene im Talocruralgelenk.

Von der Seite betrachtet, ergibt das Skelett im Mittelfuß gelenkige Verbindungen, deren nach der obigen Darstellung entwickelte Hilfsebenen die Auftrittsfläche beinahe senkrecht schneiden. Hierbei handelt es sich um folgende Gelenke:

Die gelenkigen Verbindungen zwischen Würfelbein mit 4. und 5. Vorfußknochen, der 3 Keilbeine mit den entsprechenden 3 Vorfußknochen, der 3 Keilbeine mit dem Kahnbein und den beiden Gelenkkammern des Chopartschen Gelenkes. Beachtlich ist die Feststellung, daß diese erweiterten Gelenkflächen (Hilfsebenen), die beinahe senkrecht auf der Auftrittsfläche liegen, gemäß der Abb. 6 zusammenfallen mit den nur einen geringen Bewegungsausschlag ermöglichenden Gelenken!

Diese Gelenkhilfsebenen mögen nun auch in ihrer Lage zur YX-Ebene dargestellt sein, wie es Abb. 7 vermittelt. Wenn wir diese Ebenen als ungefähr senkrecht auf der Auftrittsfläche stehend annehmen, erscheinen sie in der Abb. 7 als Linien, welche die X-Achse unter einem bestimmten Winkel β schneiden. Dabei wird die Hilfsebene des Chopart von der XY-Ebene beinahe rechtwinklig geschnitten, während die LISFRANCsche Hilfsebene einen Winkel von ungefähr 25° bildet. Diese Tatsache, zudem die keilförmige Gestalt einzelner Mittelfußknochen (Keilbeine, Würfelbein), hat mit dazu beigetragen, die Summe der Skelettwölbungen als Fußgewölbe zu entwickeln. Leider blieb es aber nicht bei der rein anatomischen Kennzeichnung, vielmehr wurde noch die irreführende Ideenverbindung zu den funktionellen Eigenschaften, also zu den gewölbeähnlichen Festigkeitsverhältnissen geschaffen.

Somit zeigen die im Mittelfuß und die zwischen ihm und den anderen Fußteilen liegenden Gelenke, die zum großen Teil beinahe synarthrotischen Charakter haben, *in ihren Flächen eine deutlich vertikal zur Auftrittsfläche verlaufende Tendenz.* Diese Beziehungen gelten selbstverständlich nur für den haltungsrichtigen Fuß. Diese Hilfsebenen entwickeln sich also vornehmlich aus den Gelenken, die nur einen geringen Bewegungsausschlag der sie bildenden Skeletteile gestatten.

Ganz anders sind die Flächen der Gelenke der *zweiten Gruppe* gelagert, welche die Bewegung zwischen Unterschenkel und Fuß vermitteln: Das obere Sprunggelenk, das hintere untere Sprunggelenk und die zwischen Fersenbein und Sprungbein befindliche Kammer des vorderen unteren Sprunggelenks. Auch hier sollen die Gelenkhilfsebenen gebildet werden: Die Gelenkflächen des Fersenbeins können unter gewissen Einschränkungen als Kugelkalotten angesprochen werden (DÖNITZ). Durch Verbindung der Umfangslinien der schematisch dargestellten Kalottenflächen werden die entsprechenden Gelenkhilfsebenen gebildet. In ähnlicher Weise kann der Rollhügel des Sprungbeins (Trochlea) mit einer solchen Hilfsbene versehen werden: Gemäß der Abbildung werden dabei die am weitesten nach unten ziehenden vorderen und hinteren Ränder dieser Gelenkfläche als Bildungslinien für die Gelenkhilfsebenen gewählt, über die sich der von vorn nach hinten konvex ziehende Hügel der Trochlea wölbt.

Projiziert man diese Hilfsebenen auf die Koordinatenebene XY, so erhält man drei zur X-Achse ungefähr parallelliegende Linien, wie Abb. 6 zeigt. Es ergibt sich also die Tatsache, daß die die Bewegung zwischen Fuß und Unterschenkel vermittelnden Gelenke Flächen aufweisen, deren Ausbreitung eine vornehmlich horizontale Tendenz besitzt. *In diesem horizontal gelagerten Gelenkkammern ist also eine bedeutend größere Bewegungsmöglichkeit als in den senkrecht gelagerten vorhanden.* Diese rein anatomisch gewonnenen Erkenntnisse vermögen bei der Untersuchung des Widerstandsvermögens des Fußes gute Hinweise auf funktionelle Beziehungen zu geben.

B. Spanngewebe.

Hierunter sollen alle die Gewebe verstanden sein, die zu der gegenseitigen Verspannung der Stützgewebeteile beitragen. Ihre systematische Betrachtung erscheint um so angebrachter, als sie ja gerade die Hauptträger des Widerstandsvermögens des Fußes sind, da das Skelett von sich aus nicht in der Lage ist, einen über seine Druckfestigkeit hinausgehenden, den Zusammenhalt erwirkenden Widerstand zu vermitteln. Es ist üblich, diese Gewebe anatomisch zu trennen gemäß ihrer Beschaffenheit, vor allem gemäß ihrer Faserstruktur und ihrem Aussehen. Genaue Grenzen, die ihre Bezeichnungsweise einwandfrei rechtfertigen, können mitunter nicht gezogen werden. Von den Stützgeweben unterscheiden sie sich funktionell dadurch, daß sie einen *Widerstand vornehmlich gegen Zug* aufbringen, dagegen eine *geringe Druck- und Biegefestigkeit* zeigen. Dieser Unterschied der Widerstandslagerung in den gelenkigen Verbindungsstellen muß berücksichtigt werden, wenn die Leistungsfähigkeit der Stütz- und Spanngewebe gegeneinander abgewogen werden soll.

1. Passive Spanngewebe.

Passiv sind die Spanngewebe, die zwar eine Dehnung erfahren, von uns aber nicht willkürlich hinsichtlich ihrer elastischen Formänderung beeinflußt werden können. Der passive Spannapparat umschließt also *Gelenkkapseln, Bänder und Binden.*

a) Die Gelenkkapseln

hüllen die im Gelenk zusammenstoßenden Knochen gleichsam wie Schläuche verschiedener Dicke vollkommen ein, mit ihnen zusammen die *Gelenkkammer* bildend. Eine besonders entwickelte Form- und Strukturgebung nach einer ausgesprochenen Richtung hin ist nicht zu erkennen. Sie bestehen aus leimgebenden Bindegewebsbündeln, in die elastische Fasern eingestreut sind. Mitunter verwachsen die äußeren Teile der Gelenkkapseln mit den Muskelsehnen, wie z. B. bei den Ossa semoidea.

b) Die Bänder.

Sie sind fibrilläre Bindegewebe, deren Fasern durch geeignete Anordnung große Festigkeit verleihen (vgl. BENNINGHOFF).

Die anatomische Betrachtung kann vielleicht Auskunft hinsichtlich der Gestaltung geben: Im Gegensatz zu den *flächig ausgebreiteten Binden* hat das *Band* häufig einen *strangförmigen Charakter.*

Da späterhin die Lage der Bänder Aufschlüsse über ihre Funktionen geben soll, muß die Vielheit der Ligamente hinsichtlich der Lage zu den verschiedenen Fußrichtungen in zwei Gruppen aufgeteilt werden:

Die *binnenständigen Bänder* schmiegen sich dicht den Gelenkkapseln an und stellen häufig undeutlich begrenzte Faserzüge innerhalb der Gelenkkapsel dar. Ihr Verlauf geht von Knochen unmittelbar zum benachbarten Knochen. Typisch für diese Anordnung sind die zahlreichen Binnenbänder (Ligg. interossea), z. B. der Fußwurzel. Sie stellen gleichsam eine zusätzliche fasrige Umhüllung der Gelenkkapsel dar, wie diese die Gelenkkammer auf kürzester Linie umschließend.

Die *außenständigen Bänder* liegen nicht in der kürzesten Verbindung von Knochen zu Knochen, sondern spannen sich über größere Strecken hin, dabei mitunter einen oder mehrere Knochen überspringend. Sie sind massiger entwickelt als die binnenständigen Bänder.

Für ihre Verläufe können ganz bestimmte Richtungen gekennzeichnet werden, die sich aus der Lage der einzelnen Fußknochen zueinander entwickeln, wobei sich die Richtungsangaben auf die Auftrittsebene beziehen mögen:

1. Die vornehmlich *senkrecht verlaufenden außenständigen Bänder* liegen im Rückfuß, zum Teil auf Schienbein und Wadenbein überspringend. Sie haben die Tendenz, die waagerechten Hilfsebenen der Rückfußgelenke senkrecht zu schneiden.

2. Die vornehmlich in der *Querrichtung des Fußes sich spannenden außenständigen Bänder* liegen hauptsächlich unter dem Mittelfuß (Ligg. plant. transversaria, longa lateralia, longa medialia), zum Teil auf dem Fußrücken, wie Lig. cuneocub. dorsale. Ihre Zugrichtung verläuft vornehmlich parallel zu den Hilfsebenen der Mittelfußgelenke.

3. Die *in der Längsrichtung des Fußes gespannten außenständigen Bänder* sind hauptsächlich in der Planta zu finden, weniger auf dem Dorsum: Lig. calcaneo-cub. dors., Lig. bifurcatum, Lig. talonav. dors. und Lig. calcaneo-cub. plant. long., Lig. cuboideo-metatars. plant. mit seinen Zipfeln zu den Metatarsalen, in seinen sich aufteilenden Fasermassen häufig als Lig. plant. long. zusammengefaßt.

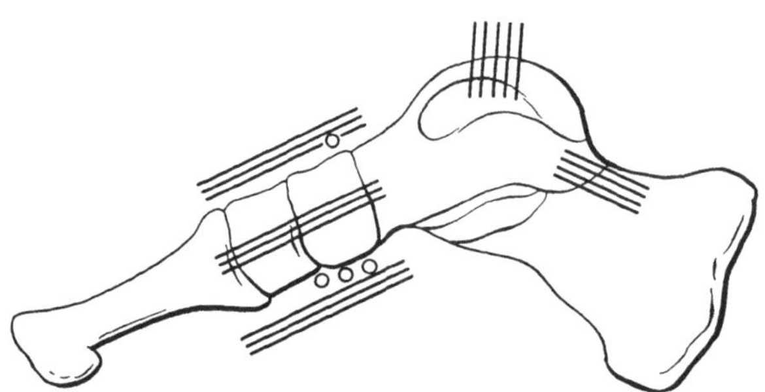

Abb. 9. Schematische Darstellung der Hauptrichtungen der außenständigen Bändergruppen.

Die Betrachtung der außenständigen Bänder hinsichtlich ihrer Größe lehrt, daß die stärksten in der Längs- und Vertikalrichtung zu finden sind, während die querverlaufenden weniger große Abmaße aufweisen. Ein Bänderpräparat des Fußes zeigt diese Tatsache deutlich.

Dieser eigenartigen Lagerung entsprechen selbstversändlich auch die Richtungen der einzelnen gewebigen Fasern.

Eine weiter unten durchgeführte Prüfung der Festigkeitseigenschaften der Bänder vermag im Zusammenhang mit der Richtungsbeobachtung der Fasern wichtige Aufschlüsse über das Widerstandsvermögen des Fußes zu geben.

Die Abb. **9** gibt schematisch einen Überblick über die nach der Richtung unterschiedenen Bändergruppen; die verschiedenen Stärkenverhältnisse sind mit der verschieden kräftig gehaltenen Schraffierung der Bänder schematisch angedeutet. Die senkrecht zur Zeichnungsebene, also in der Querrichtung des Fußes verlaufenden Bänder erscheinen als Kreisflächen.

c) Die Binden

sind kräftige, faserige, meist flächenförmig ausgebreitete Gewebe, die zur Einhüllung bzw. Abschließung von Muskelgruppen dienen. Die Eigenart ihrer Lage ermöglicht häufig noch eine zusätzliche Erledigung anderer Funktionen.

Die wichtigste Binde des Fußes ist die *große Fußsohlenbinde* (Aponeurosis plantaris), die vom proximalen unteren Fersenbeinrand in der Fußsohle ausstrahlt, in fünf Zipfeln über die Zehengrundgelenke reichend bis zu ihren Ligg. vaginalia. Sie bildet die Grundplatte für die Ursprünge der vielgegliederten Sohlenmuskulatur; zudem hüllt sie mit vertikal gerichteten Scheidewänden die verschiedenen Muskelgruppen ein. Schließlich sind zahlreiche nach Haut und Skelett ausstrahlende Fasersysteme vor allem im Gebiet der Ballen und der Ferse zu erkennen, die das Ausgleiten des Skeletts auf der Sohlenhaut verhindern.

Bei der großen Fußsohlenbinde sind deutlich verschiedene Fasergruppen zu unterscheiden:

a) *Längsgerichtete Fasern* verlaufen in der Richtung vom Fersenbein nach den Zehen zu.

b) *Senkrecht gerichtete Fasern* bilden, meistens nicht in ausgesprochener Lageausrichtung, die Verbindung des Skelettes mit den Oberflächengeweben. Sie durchsetzen in starkem Maße den Panniculus adiposus, ein beinahe bestimmt architektonisch angeordnetes Fachwerk bildend.

c) *Quergerichtete Fasern* sind gespannt vor allem im Bereich der nach den Zehen zu auseinandergespreizten Streifen der Längsfaserung.

Im Schema der Abb. 10 sind diese eigenartigen Faserungsverhältnisse der großen Fußsohlenbinde angegeben, wobei die stärkere Schraffierung wiederum auf eine stärkere Anhäufung der betreffenden Fasern und ein Kreis auf quergerichtete Struktur hinweisen. Die anatomische Betrachtung dieser Binde lehrt deutlich zweierlei: Einmal, daß die längsgerichteten Fasern bei weitem in ihrer Zahl und Stärke überwiegen. Zum anderen aber, daß bei Betrachtung des Fußes von unten diese Binde vornehmlich dort ausgebreitet ist, wo der Fuß normalerweise seine Auftrittsfläche hat. Wird die Fußunterseite eingeteilt in eine Tritt- und Gewölbezone, so ergibt sich auffallend, daß die längsgerichtete Faserstruktur der großen Fußsohlenbinde in ihrer größten, einheitlichen Stärke vornehmlich in der Trittzone zu finden ist.

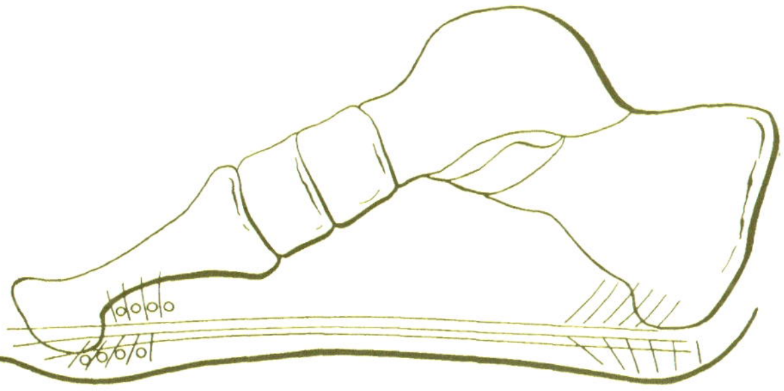

Abb. 10. Richtungen der verschiedenen Fasergruppen der großen Fußsohlenbinde.

Auch die Lage dieser Binde mit ihren verschiedenen Fasersystemen muß genau erkannt werden, damit später die nötigen Schlüsse auf das Widerstandsvermögen des Fußes gezogen werden können. Die Tatsache, daß diese Fasergruppen hauptsächlich in der Trittzone liegen, die Gewölbezone dagegen nur als Ausläufer durchsetzen, vermag Hinweise auf falsche und richtige Lagerung des bekleideten bzw. gestützten Fußes zu geben. Ungenügende Kenntnisse der physiologischen Funktionen dieser Binde führen, wie weiter unten gezeigt werden wird, auch heute noch zu falschen Tendenzen bei der Fußabstützung.

2. Aktive Spanngewebe.

Diese Gruppe umschließt die *quergestreiften*, also die die willkürlichen Bewegungen auslösenden *Muskeln*.

Es ist üblich, die Fußmuskulatur zu unterteilen in

1. die *langen Fußmuskeln*, deren Ursprünge im Unterschenkel liegen, während ihre verhältnismäßig langen Sehnen an den Fußknochen ansetzen.

2. die *kurzen Fußmuskeln* haben Ursprung und Ansatz im Fuße selbst.

Die langen Fußmuskeln spannen ihre Sehnen aus nach dem Mittel- und Vorfuß, bis auf den Triceps surae und den M. plantaris, deren Sehnen am Fersenbein inserieren: Von den nach vorn zu verlaufenden Muskeln spannen sich die meisten nach dem Vorfuß, also nach den Metatarsalen und den Zehengliedern. Ausgesprochene Mittelfußmuskeln sind lediglich Mm. tib. ant. und post. und der M. peronaeus longus.

Bemerkenswert für die Beobachtung des Fußwiderstandes ist die Tatsache, daß am Sprungbein kein einziger Muskel ansetzt; es wird nur durch die Gelenkkapseln und die verhältnismäßig kräftigen Bänder, also nur durch passive Spanner in seiner Lage gegenüber seinen Nachbarknochen gehalten. Einen aktiven Deformationseinfluß auf das Sprungbein kann also kein Muskel haben.

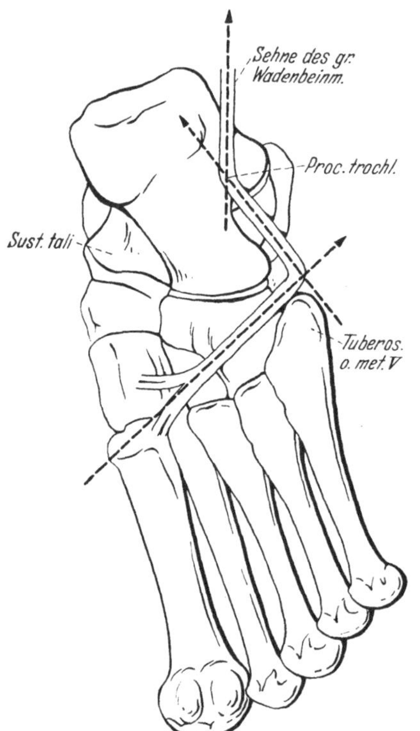

Abb. 11. Wechsel der Kraftlinienrichtung des großen Wadenbeinmuskels (Peron. lg.) in Projektion auf Auftrittsebene.

Da das Widerstandsvermögen im Fuße in stärkstem Maße von der Muskelleistung abhängig ist, diese aber in ihrer Auswirkung durch den letzten Abschnitt der Sehne bis zu ihrem Ansatz gekennzeichnet wird, ist es nötig, die Lage der Sehnen zum Fußskelett festzustellen. Zum eindeutigen Verständnis der Lagebeziehungen mögen folgende Bezeichnungen festgehalten sein:

Die *Längsrichtung des Fußes* ist gegeben durch eine Linie, die ungefähr durch die Mitte des Fersenbeines nach vorn ungefähr durch die Mitte der dritten Zehe verläuft.

Eine zu dieser Linie senkrecht verlaufende Blickrichtung möge sich als *Querrichtung* darstellen.

Der Überblick über die Vielzahl der am Fuße sich spannenden langen und kurzen Fußmuskeln ergibt die eigentümliche Tatsache, daß sich die Sehnen bzw. zudem die Mitten der Muskelbäuche vornehmlich in der Längsrichtung des Fußes erstrecken.

Ausnahme bildet nur ein einziger Muskel, dessen Sehnenzug in ausgesprochener Querrichtung verläuft: Der *lange Wadenbeinmuskel* (M. peronaeus longus) zieht mit seiner Sehne am lateralen unteren Ende des Wadenbeinknöchels sowie am Processus trochlearis vorbei, windet sich unter dem Würfelbein um den lateralen Fußrand herum und verläuft dann quer unter dem Mittelfuß zum medialen Fußrande, wo er an der Basis des Metatarsale I und am lateralen Rande des ersten Keilbeines ansetzt (vgl. Abb. 11). Als querliegend muß ferner ein Teil des *Großzehenheranführers* betrachtet werden, der unter den langen, zu den Zehen sich ziehenden Sehnen liegt. Sein einer Kopf, das Caput obliquum, liegt längsgespannt. Er hat seinen Ursprung in der Gegend unter dem Lisfranc und setzt am lateralen Sesambein und dem Großzehengrundglied an. Hier vereinigt er sich mit dem querliegenden Kopf (Caput transversum), dessen Ursprünge an den Kapselbändern der Zehengrundgelenke III—V zu finden sind. Von diesem Muskel ist also der eine Kopf ausgesprochen längs-, der andere ausgesprochen quergerichtet;

dabei ist, im Gegensatz zu der entsprechenden Muskelpartie der Hand, der querlaufende Kopf bedeutend stärker ausgebildet.

Der eigentümliche, vornehmlich in der Längsrichtung des Fußes sich auswirkende Muskelverlauf vermag mit der Betrachtung des Faserverlaufes der passiven Spanner wichtige Aufklärung über die Eigenart des Fußwiderstandsvermögens zu geben.

VI. Die Gewebefunktionen des Fußes.

Wenn unter Funktion soviel wie Tätigkeit, Verrichtung verstanden wird, so muß als *Hauptaufgabe der Funktionen der Fußgewebe* erkannt werden, den *einwirkenden Kräften den erforderlichen Widerstand* entgegenzusetzen. Somit gehört vor allem die Betrachtung der Festigkeitseigenschaften der einzelnen Gewebe mit in den Rahmen der Untersuchung, zumal diese infolge der Verschiedenartigkeit der gewebigen Strukturen sowie der Eigenart der gegenseitigen Lagebeziehungen ganz verschieden und so gelagert sind, daß sie nur bei klarer Abwägung logisch ermittelte Hinweise auf Fußlagerung bzw. zusätzliche Fußstützung zu geben vermögen.

A. Die Stützgewebe.

Der Knochen ist ein Gewebe, dessen Widerstand gegen Druck besonders groß ist, während seine Zug- und vor allem Biegefestigkeit niedere Grenzen aufweist. Die axiale Druckfestigkeit der Fußknochen entspricht ungefähr der des Gußeisens.

Es ist üblich, die Spannung, also die Kraftauswirkung auf die Flächeneinheit, mit k zu bezeichnen für die Grenze, bei der der untersuchte Gegenstand zu Bruch geht (Bruchgrenze). Je nachdem, ob die Spannung durch Zug, Druck oder andere Belastung entsteht, wird dem k ein Index z oder d u. ä. angefügt. Die *axiale Druckfestigkeit des Knochens* ist mit $k_d = 15$ kg/mm² gegeben, d. h. bei einer axialen Druckbelastung von 15 kg auf den mm² Querschnittsfläche geht der Knochen zu Bruch. Diese Druckfestigkeit des Knochens erleidet auch im Alter keine Einbuße. Seine *axiale Zugfestigkeit* liegt mit $k_z = 10$ kg/mm² wesentlich niedriger.

Für die Fußknochen kommen reine Druck- und Zugbeanspruchungen, seltener Biege- und Knickbeanspruchungen in Frage: Die Druckkräfte sind gleichzusetzen der Summe von Körpergewicht und zusätzlich getragener Last; dazu kommen beim bewegten Menschen noch die Massenkräfte, die 100% und mehr des Körpergewichtes ausmachen können. Die Zugkräfte äußern sich im Muskelzug, der beträchtliche Werte einzunehmen vermag: Ermittelt man z. B. den physiologischen Querschnitt des Wadenmuskels mit 42 cm², und setzt man die absolute Muskelleistung mit 10 kg/cm² an, so ergibt sich eine als Zug sich auf das Fersenbein über die Achillessehne auswirkende Belastung von 420 kg! Die *Achillessehne* besitzt am Ansatz einen Querschnitt von ungefähr 4 cm², also 400 mm², so daß sich eine Zugspannung für das Fersenbein von 1,05 kg/mm² ergibt, eine Beanspruchung, welche die zulässige Grenze bei weitem nicht erreicht! Zudem ist zu bedenken, daß die Sehne nicht unmittelbar am Knochen, vielmehr am Periost ansetzt und somit mit einer weiteren Verteilung der Zugkraft, also mit einer Erniedrigung der Zugspannung an der Ansatzstelle gerechnet werden kann.

Mit ähnlicher Sicherheit wie beim Widerstand gegen Zug ist mit dem gegen Druck zu rechnen: Betrachten wir einen horizontalen Fersenbeinquerschnitt dicht unterhalb des Sust. tali, so dürften sich beim erwachsenen Menschen immerhin 8 cm² = 800 mm² ergeben. Die Druckbelastung möge, unter Einbeziehung der oben angeführten Massenkräfte, einmal mit 250 kg angesetzt sein; somit ergibt sich eine Druckspannung von 0,3 kg/mm²! Rechnet man aber damit, daß das Fersenbein vornehmlich mit seiner untersten Partie, dem Tuber mediale, die Drucklast auffängt, so kann der tragende Querschnitt, da eine punktförmige Lagerung infolge der gewebigen Einbettung an der Planta nicht in Frage kommt, immerhin noch mit 100 mm² angesetzt werden, so daß sich erst eine Druckspannung von 2,5 kg/mm² ausmitteln läßt.

Besondere Beachtung verdienen im Fußskelett die einen Teil des Vorfußes bildenden Röhrenknochen. Da sie mit den Mittelfußknochen beinahe Syndesmosen bilden, also fast fest verbunden sind, in ihren distalen Teilen aber kräftig über die Gelenkkapseln der Zehengrundgelenke mit den festen plantaren Geweben verankert sind, erfolgt ihre Beanspruchung vornehmlich auf *Knickung*. Da diese Metatarsalen als Röhren ausgebildet sind, die bekanntlich einer Knickung einen großen Widerstand entgegensetzen, genügen ihre Querschnitte vollauf zum Auffangen der Belastungen.

Zu bedenken ist, daß es sich beim bewegten Menschen nicht um ruhende Belastungen handelt, daß also dynamische Kräfte zur Auswirkung kommen, deren ruckweiser Verlauf die beanspruchten Gewebe einer stärkeren Einwirkung freigibt. *Im allgemeinen ist die lebendige Kraft, die zur Zerstörung des beanspruchten Körpers führen kann, größer als die Arbeit, die bei statischer Belastung verbraucht wird.* Dieser Überschuß wirkt sich aber vor allem in der *elastischen Deformation der Gewebe* aus, die eben, solange sie unter der Elastizitätsgrenze bleibt, zu keiner dauernden Schädigung führen kann. Abhängig ist die dynamische Festigkeit vom Lebensalter: Mit steigendem Alter sinkt die Elastizitätsgrenze wesentlich; der Knochen wird „spröder", also weniger widerstandsfähig gegen Stoßbelastungen (vgl. Frakturen).

Schließlich möge bemerkt sein, daß sich die oben angegebenen spezifischen Festigkeitszahlen auf die *Bruchgrenze* beziehen. Die entsprechenden Zahlen für die *Elastizitätsgrenze* liegen etwas niedriger, also für das Belastungsgebiet, innerhalb dessen der Knochen keine bleibende Deformation erleidet, vielmehr nach Wegfall der Belastung seine ursprüngliche Form ungefähr einnimmt. Von wertmäßig geringen „elastischen Nachwirkungen", die beim Knochen aber zeitlich beträchtlich sind, soll hier abgesehen werden.

Die Knochen allgemein, und damit auch das Fußskelett, sind mit einem Vielfachen an Material entwickelt gegenüber der Masse, die zur Widerstandsleistung gegen normale Beanspruchungen ausreichen würde. Der Bau der einzelnen Fußknochen verkörpert also ein großes, mit Sicherheitsfaktoren versehenes Widerstandsvermögen. In der Technik sucht man mit einem *Minimum von Materialaufwand ein Erfolgsmaximum* zu erzielen. Die Natur ist anscheinend nicht an ein ähnliches Gesetz gebunden.

Neben der Festigkeit der einzelnen Fußknochen sind ihre Funktionen von Bedeutung. Die zahlreichen Untersuchungen über die vielgestaltigen und bis ins letzte noch nicht restlos erforschten Beziehungen zwischen Gestalt und Funktion haben aber entwickelt, daß die Funktion auf jedes Gewebe einen formgebenden und ernährenden Reiz ausübt. Eine qualitative Untersuchung der Fußknochen kann deshalb aus der Betrachtung der einzelnen Knochenformen auf ihre Funktionen schließen.

Zu diesem Zwecke ist es vorteilhaft, im Fußskelett eine Einteilung vorzunehmen derart, daß, im Hinblick auf die zu erwartenden Funktionserkenntnisse, Knochen von ungefähr gleichen Ausmaßen und ungefähr gleicher Form zu Gruppen zusammengeschlossen werden. Bei einer solchen Maßnahme ist von vornherein die Gewähr einer größeren Sicherheit und logischen gegenseitigen Beziehungsmöglichkeit gegeben als bei einer auf etwaige „Gewölbekonstruktionen“ Rücksicht nehmenden Einteilung, die häufig nur von einer sorgfältigen funktionellen Betrachtung der einzelnen Knochen wegführt.

Aus der Anzahl der Fußskeletteile fallen zunächst Sprungbein und Fersenbein als die massigsten Knochen auf. Es ist deshalb logisch, sie zu einer Gruppe zusammenzuschließen, die als *Rückfuß* bezeichnet wird (vgl. Abschnitt V).

Die restlichen kurzen Knochen, also Keilbeine, Würfelbeine und Kahnbein, sind bedeutend kleiner als die Rückfußknochen, unter sich aber ungefähr gleich groß. Sie werden in der Gruppe *Mittelfuß* zusammengefaßt.

Die nun noch übrigbleibenden Knochen zeigen ganz andere Formen; als Röhrenknochen werden sie im *Vorfuß* vereint, der sich demnach aus den fünf Vorfußknochen (Metatarsalen) und den Zehengliedern zusammensetzt.

Die Verschiedenartigkeit der einzelnen Knochengruppen zwingt zu dem Versuch einer funktionellen Deutung:

Die Festigkeit eines gegen Druck widerstandsfähigen Gewebes wächst bei Homogenität des Materials mit seinem Querschnitt. Da Sprungbein und Fersenbein, in der Richtung der über das Schienbein vermittelten Druckeinwirkung betrachtet, verhältnismäßig große Querschnitte aufweisen und damit eine starke Massierung erfahren haben, ist aus ihrer Form zu schließen, daß sie die Natur zur Aufnahme hoher Druckbelastungen besonders geeignet gemacht hat. Soll die anatomische Betrachtungsweise zur funktionellen geweitet werden, so ergibt sich, daß der *Rückfuß als Tragteil des Fußes* zu bewerten ist. Diese Überlegung weist mit Nachdruck auf die Tatsache, daß „der Absatz des Schuhes physiologisch nicht bedingt ist“ (Basler), und daß die lediglich aus ursprünglich Zweckmäßigkeits-, später modischen Gründen gewählte Sprengung des Schuhes sehr wohl eine grundsätzliche Ablehnung erfahren darf. (Diese Feststellung steht der mitunter vorteilhaften Wirkung eines hohen Absatzes in pathologischen Fällen, wie z. B. dem Hohlfuß, nicht entgegen.) Ein Beweis für die Richtigkeit der funktionellen Beziehungen zwischen Aufnahme von Druck und Massierung senkrecht zur Kraftrichtung kann auch in dem Verlauf der strukturellen Trajektorien des in richtiger Haltung befindlichen Fersenbeins erblickt werden: Es sind deutlich zahlreiche sagittal-vertikal verlaufende Blätter bemerkbar. Diese Linienzüge verändern sich grundsätzlich bei einer Deformation, vor allem beim ausgesprochenen Plattfuß, dessen Tragteil beinahe plan auf seinen Gewebeschichten aufliegt (vgl. Lettenbauer).

Es möge auch auf die verhältnismäßig starke Ausbildung des ersten (inneren) Strahles hingewiesen sein. Die Massierung seiner Knochen (Großzehenglieder, Metatarsale I) zwingt zu dem Schluß, daß die mediale Seite des haltungsrichtigen Fußes einer erhöhten Belastung ausgesetzt ist.

Vom Festigkeitsstandpunkt aus erscheint es nun eigentümlich, daß der massige haltungsrichtige Rückfuß nicht plan auf den unter ihm liegenden Geweben ruht, vielmehr im Fersenbein nach vorn zu schräg aufwärts gerichtet ist; die Aufwärtsrichtung erfährt beim Hohlfuß ihre extreme, pathologisch bedingte Lage. Diese stammesgeschichtlich zu erklärende Tatsache vermag den Blick nicht von der tragenden Funktion des Rückfußes zu wenden, wohl aber die Bedeutung eines anderen Fußteils zu betonen: Da die aufsitzende Last den Rückfuß zu einem Umkippen nach vorn zu zwingen würde, stemmt sich zur Aufhebung dieses Drehmomentes von vorn her gegen ihn die Summe der fünf Vorfußstrahlen. Mit den proximalen Enden lehnen sie sich an den Mittelfuß an, während ihre distalen Teile, die Zehen, in der Ebene ausgebreitete Stützen darstellen, die ein Ausgleiten der Stützstrahlen nach vorn zu gleichsam verhindern. Der *Vorfuß* ist demnach in seiner Wirkung über den Mittelfuß hin als *Stützteil* des Fußes zu bewerten. Die Betrachtung des innerhalb der Metatarsalen sich vollziehenden Kräfteverlaufes weist auf eine Beanspruchung auf Knickung hin, der diese Knochen infolge ihrer röhrenförmigen Struktur mit ausreichender Sicherheit gewachsen sind.

Bestünde das Fußskelett nur aus Rückfuß und Vorfuß, so wäre zwar ein druckfestes Gerüst vorhanden, dessen elastisches Ausweichvermögen gegenüber von Stößen kein großes wäre. Die Fähigkeit aber, sich an Bodenunebenheiten plantigrad anzupassen und zum Ausbalancieren des mit kleiner Unterstützungsfläche versehenen Körpers mit zu dienen, wäre in diesem Falle dem Fuße versagt. Zwischen dem kompakten Rückfußteil und dem strahlenförmigen Vorfußteil sind deshalb noch die fünf kleinen kurzen Knochen des Mittelfußes gelagert, deren gelenkige Verbindungen keinen großen Lagerungsunterschied zulassen, immerhin aber kleine Bewegungsausschläge gestatten, die zu einem federnden Ausgleich genügen. Im Sinne der funktionellen Dreiteilung des Fußskeletts liegt also die Kennzeichnung des *Mittelfußes als Federteil.*

Steht ein Mensch „ausbalancierend" nur auf einem Bein, so ist deutlich am Fußrücken, also im Tarsalgewölbe, der Verlauf der kleinen, ausgleichenden Bewegungsausschläge zu bemerken. Die Federwirkung des Mittelfußes kann ausgeschaltet werden, wenn unter das „Fußgewölbe" der Versuchsperson die geballte Faust als Stützung gelegt wird: Die Sicherheit der unbewußt erfolgenden, ausbalancierenden Tätigkeit ist genommen, und der Mensch wird eher zum Umfallen neigen. Muß schon der Mittelfuß als Federteil angesprochen werden, so ist die Korrektur der Anschauung über die „notwendige Gewölbestützung" eine logische Notwendigkeit.

Die Vorfußknochen sind mit den Keilbeinen bzw. dem Würfelbein so fest verbunden, daß die entsprechenden gelenkigen Verbindungen beinahe als Syndesmosen angesprochen werden können. Ja, der Übergang von Vorfußknochen II zu Keilbein II stellt beinahe eine Knorpelhafte (Synchondrose) dar. Die Folge dieser verhältnismäßig straffen Verbindung im Lisfranc ist die ausgleichende, federnde Reaktion der Mittelfußteile auf die Anpassung des Fußes an Bodenunebenheiten in der Ballenpartie.

Die sich beinahe nach allen Seiten hin auswirkende Ausgleichsfunktion zeigt sich auch in der *trajektoriellen Struktur der Mittelfußknochen*: Vor allem im Würfelbein ist eine Strahlung von einem Mittelpunkt aus nach allen benachbarten Knochen zu finden, ein Beweis dafür, daß diese Mittelfußknochen keine ausgesprochen gerichtete Druckbelastung erfahren, vielmehr eben infolge ihrer federnden Gruppenarbeit einen dauernden Wechsel der Kraftlinienverläufe erleiden.

Ist schon die Tatsache der formgebenden Auswirkung der Funktion erwiesen, so müssen auch die Funktionen der im Fuß liegenden, auf Druck verschieden beanspruchten Stützgewebegruppen klar getrennt werden: *Die Aufgabe des Rückfußes ist zu tragen, des Mittelfußes zu federn, des Vorfußes zu stützen.* Diese Gliederung läßt auch bereits erkennen, daß hinsichtlich der mechanischen Beanspruchung der Rückfuß als Tragteil vornehmlich beobachtet werden muß. Rein mechanisch darf eine Deformation einer Funktionsstörung des Rückfußes gleichgesetzt werden, die infolge inniger Bänderverspannung auch eine Veränderung der normalen Lagebeziehungen der Knochen der anderen Fußteile zur Folge hat, sofern eben als vornehmliche Funktion des Rückfußes das Auffangen der Lasten bei haltungsrichtigem Fersenbein zu gelten hat.

In abschließender Zusammenfassung möge noch einmal die logische Entwicklung dieser Gedankengänge betont sein: Die Beziehung zwischen Form und Funktion ist gleichungsähnlich. Ist die Form, zumal seine innere Struktur, bekannt, so kann aus ihr auf die Art der Funktion geschlossen werden. Die Betrachtung der funktionell bedingten Formung der Fußknochen deckt die falschen Voraussetzungen auf, von denen manche das Gewölbe stützenden Einlagen- und Schuherzeugnisse ausgehen.

B. Die Spanngewebe.

Der Formschluß der auf Druck nur wenig elastisch reagierenden Fußknochen wird gewährleistet durch die Summe der Spanngewebe, die Druckbeanspruchungen nur wenig Widerstand entgegenzusetzen vermögen, deren Spannvermögen vielmehr durch das elastische Auffangen von Zugkräften gekennzeichnet ist. *Somit stellt sich der Fuß dar als ein druckfestes, vielfältig gegliedertes Gerüst, dessen einzelne Teile durch eine große Anzahl zugfester, aber gering federnder Elemente straff aneinandergepreßt werden.*

Soll das widerstandbietende Leistungsvermögen des Fußes qualitativ untersucht werden, so braucht der Hinweis auf die Unmöglichkeit einer exakten Berechnungsweise nicht wiederholt zu werden. Es muß vielmehr als Aufgabe die Überlegung bleiben, welche Art von Widerstand auf Grund ihrer Beschaffenheit die verschiedenen Gruppen zu bieten vermögen. Eine Abwägung der Leistungen der entsprechenden Spannergruppen dient wesentlich zur Erkennung der ihnen gestellten verschiedenen Aufgaben.

1. Die passiven Spanner.

a) Die Gelenkkapseln.

Sie bestehen aus leimgebenden Bindegewebsbündeln, in die wenige elastische Fasern eingestreut sind. Die Kapseln sind leicht biegbar, aber nur verhältnismäßig wenig dehnbar. Eine Überdehnung führt zu bleibenden (plastischen) Verformungen. Die Wandungsstärke der Kapseln ist verschieden; sie ist am dünnsten am Überlauf von Muskeln und Bändern. Die Reißfestigkeit, von verschiedenen Forschern mit $k_z = 5{,}0$ kg/mm^2 angegeben, ist in der Faserrichtung verhältnismäßig hoch. Infolge der geringen Dickenabmaße kann aber das Widerstandsvermögen der Gelenkkapseln allein gegenüber den großen einwirkenden Kräften zur Erhaltung der Haltungsrichtigkeit des Fußes nicht genügen. Ein nur mit den Gelenkkapseln versehenes Fußskelettpräparat wird sich zwar selbst tragen, bei einer größeren Drucklast werden aber die Kapseln infolge ihrer geringen Elastizität leicht reißen (vgl. Kapselrisse, Überbein).

b) Die Bänder.

Diese Gewebsbündel, die, binnenständig, häufig als Gelenkkapselverstärkungen auftreten, haben verschiedene Aufgaben: Sie sind zu finden als *Verstärkungs-*, *Zwischenknochenbänder* und auch zahlreich, außenständig, als *selbständige Bänder*, vielfach zur Hemmung einer Gelenkbewegung beitragend. Infolgedessen ist ihr Aufbau ganz verschieden: In ihren Bindegewebsbündeln sind mehr oder weniger zahlreich elastische Fasern eingelagert. Die Festigkeit dieser Gelenkbänder ist demnach sehr verschieden: k_z erreicht mitunter Werte von 6,0 kg/mm^2 und fällt mit der Anreicherung elastischer Fasern bis auf 0,1 kg/mm^2. Während also die leimgebenden Gewebebündel eine große Festigkeit bei geringer Dehnungsmöglichkeit aufweisen, sinkt die Festigkeit der elastischen Bänder mit der Anreicherung der elastischen Fasern sehr schnell unter Erhöhung der Dehnbarkeit.

Die bereits in der Bezeichnung zum Ausdruck gelangende Form besagt, daß die Bänder nur bandförmig über die gelenkigen Verbindungsstellen gezogen sind, also gleichsam freie Lücken oberhalb der Gelenkkapseln lassen. Dadurch wird zwar die Bewegungsmöglichkeit in den Gelenkstellen erhöht, andererseits aber die Festigkeit an diesen Partien erniedrigt.

Die Inhomogenität der Bänder, ferner die Ungleichheit ihrer Querschnitte macht eine exakte Berechnung des Widerstandsvermögens dieser passiven Spanner unmöglich. Qualitativ kann aber festgestellt werden, *daß die sich aus der Summe der Bänderquerschnitte ergebenden Spannungen nicht genügen können, um die großen, auf das Fußskelett einwirkenden Kräfte aufzufangen.* Der Bandapparat allein vermag also den Fuß noch nicht vor einer Deformation zu schützen. Immerhin ist seine Leistung bei Fußuntersuchungen mit in Rechnung zu setzen, und heute werden allgemein „*Füße mit schwachem passivem Halt und starker Muskulatur von solchen mit gutem passivem Halt und schwacher Muskulatur*“ getrennt (vgl. Thomsen). Dieser Leistungsunterschied bezieht sich vor allem auf die Lage des Sprungbeins, das als knöcherner Einschluß lediglich von passiven Spannern gehalten wird, da die vorüberziehenden Sehnen der Unterschenkelmuskulatur bei Spannung nur einen schwachen seitlichen Druck auszuüben vermögen.

Bestimmend für die Festigkeit der Bänder ist der Verlauf der Faserrichtung. Konstant gerichtete Maximalzugbeanspruchungen ordnen die Fasern bzw. die Fibrillenmaschen (vgl. Benninghoff) in der Richtung stärkster Zugbeanspruchungen. Die Faserrichtung eines Bandes verläuft vornehmlich von Ansatzstelle zu Ansatzstelle. Die anatomische Betrachtung lehrte, daß die Hauptmasse der Fußbänder außenständig ist, und diese außenständigen Bänder sind vornehmlich in der Längsrichtung gespannt. *Infolgedessen wirkt sich das Widerstandsvermögen der Bänder vornehmlich in der Längsrichtung des Fußes aus.* Die Summe der querlaufenden außenständigen Bänder ist verhältnismäßig klein.

c) Die Binden.

Da sich die vorliegende Untersuchung vornehmlich auf das Widerstandsvermögen des Fußes beziehen soll, möge nur auf die *Leistungsfähigkeit der großen Fußsohlenbinde* (*Aponeurosis plantaris*) hingewiesen sein, die sich nach zwei Seiten hin kennzeichnen läßt:

α) Die mechanische Leistungsfähigkeit. Die *große Fußsohlenbinde* (g. F.) ist gespannt von der unteren Fersenbeinrundung nach vorn, in fünf Zipfeln nach den Zehen bis zu ihren Scheidenbändern (Ligg. vaginalia) ausstrahlend (vgl. Abb. 12). Es ist ein kräftiges, wenig elastisches Gewebe mit einer Zugfestigkeit, die der der Sehnen entsprechen dürfte ($k_z = 5{,}0\ \mathrm{kg/mm^2}$). Ihre Fasern sind vornehmlich längsgerichtet. In der Ballen- und Fersenpartie sind kräftige, senkrecht strahlende Fasern zu finden, und die inneren und äußeren Grenzgebiete schließen mit Fasergebieten ab, die keine richtunggebende Ordnung andeuten.

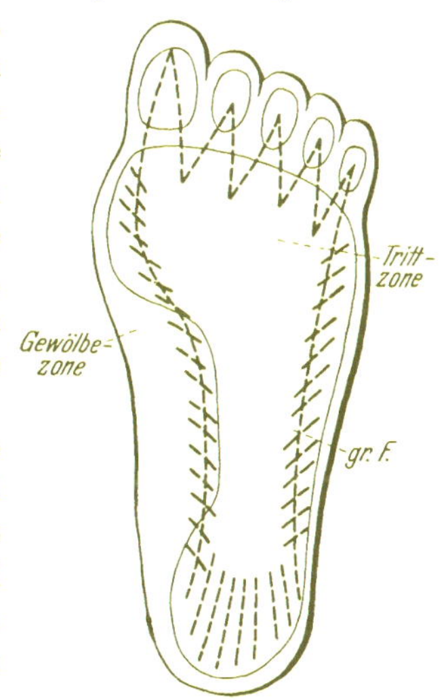

Abb. 12. Lage der großen Fußsohlenbinde.

Die g. F. liegt wie eine widerstandsfähige Platte unter dem Fußskelett, dieses an seiner vorderen und hinteren Auflagefläche tragend. Der Vergleich mit einer Stehleiter drängt sich auf: Ihre beiden Schenkel rutschen bei Belastung auseinander, wenn zwischen ihnen nicht eine Verstrebung gespannt wird, deren Zugfestigkeit groß genug ist. Der Rückfuß einerseits, Mittel- und Vorfuß andererseits können den beiden Schenkeln einer Stehleiter gleichgesetzt werden: Die Verspannung durch die g. F. verhindert das Auseinandergleiten der beiden Skelettgruppen in der Längsrichtung. *Sie dient also passiv wesentlich mit zur Längsverspannung.*

Ihre Lage und spannende Funktion vermag auf die Leichtfertigkeit hinzuweisen, mit der mitunter sprachtechnisch die Fußdeformationen entwickelt werden: Es ist unlogisch, von einem „durchgesenkten" oder „durchgetretenen" Fuß zu sprechen, denn bei einer glatten, in der Längsrichtung verlaufenden Absenkung des schlechterdings meistens als Gewölbe dargestellten Mittelfußteiles müßte es doch zu einer Zerreißung der g. F. kommen, wie der Vergleich mit der Stehleiter eindeutig klarlegt! Eine Deformation ist niemals als eine lediglich in der Längsrichtung sich auswirkende Lageverschiebung der Fußknochen zu erkennen, sondern vielmals als ein Umlegen nach innen mit gleichzeitiger Senkung und Verdrehung der an der Verschiebung beteiligten Knochen!

Zum anderen läßt sich aus der von hinten nach vorn verlaufenden Richtung der g. F. zwar ohne weiteres auf die kräftige Verspannung in der Längsrichtung des Fußes schließen; es ist aber die räumliche (plastische) Gestaltung des Fußes zu berücksichtigen, die einer Lagerung der mittleren Fußknochen in ungefähr 5 cm Höhe über der g. F. entspricht. Die oben als Beispiel angeführte Stehleiter kann bei der Verstrebung der beiden Schenkel nicht auseinandergleiten, wohl aber ist ein seitliches Umwerfen ohne großen Kraftaufwand möglich. In ähnlicher Weise verstrebt die g. F. den Fuß lediglich in der Längsrichtung; gegen ein Umkippen der über ihr gelagerten Fußknochen nach innen zu vermag sie unmittelbar keinen Widerstand zu leisten.

β) Die physiologische Leistungsfähigkeit. Die kurze Fußsohlenmuskulatur ist abgeschlossen nach oben zu durch das Skelett, nach unten zu durch die dicke Platte der g. F., die nach oben in zwei Scheidewänden, nach unten zu in kräftigen Fasern widerstandbietende Gewebeausstrahlungen besitzt.

Die kurzen Fußmuskeln dienen aktiv wesentlich mit zur Verspannung des Fußskeletts (vgl. Abschnitt B). Die Erhaltung der Leistungsfähigkeit dieser Muskulatur trägt also wesentlich zum Bestand der Haltungsrichtigkeit des Fußes bei. Ihre spezifische Leistungsfähigkeit wird durch eine verstärkte Tätigkeit erhöht, soweit auf Perioden der Spannung solche der Entspannung folgen. Zugleich muß aber auch eine *allseitige und allzeitige Durchblutung der Muskelgruppen* gewährleistet sein, damit die durch die Funktion ermöglichten trophischen Reize zur Auswirkung gelangen können. Dabei ist auf die Heranschaffung neuer Nahrungsstoffe ebensoviel Wert zu legen wie auf das Wegspülen der „Schlacke“, denn Stauungen im Blutkreislauf führen zu einer Anreicherung des Blutes mit Abbaustoffen, vornehmlich mit Kohlensäure. Sie haben als „*Ermüdungserscheinungen*“ durch die Überladung der Muskulatur mit venösem Blut Leistungsminderung der betreffenden Gewebe zur Folge.

Der Energieumschlag in der kurzen Fußmuskulatur sowie den anderen Fußsohlengeweben erfolgt durch die zahlreichen Äste der medialen und lateralen, tiefer und oberflächlich liegenden Sohlenarterien, denen entsprechende Venen (Vv. comitantes) parallel laufen. Alle diese Blutgefäße erhalten mit ihren zahlreichen Verästelungen teils mittelbar, teils unmittelbar einen hinreichenden Schutz gegen Druckbeanspruchung durch die g. F., deren kräftige Längsspannung die Bodenreaktionsdrücke gleichsam als federndes Polster auffängt. Zudem gewähren die senkrechten Scheidewände der g. F., Logen für die entsprechenden Muskelgruppen bildend, mit ihrer kräftigen Faserstruktur einen unmittelbaren Schutz gegen normalgerichtete Drücke. Diese den Blutkreislauf schützende Tätigkeit der g. F. ist ihrer physiologischen Leistungsfähigkeit gleichzusetzen.

Ein Fuß, der dauernd belastet wird, läuft Gefahr, daß seine spannenden Gewebe, vornehmlich seine Muskulatur, unterernährt werden, demzufolge ein Nachlassen der Spannungen und damit eine Verschiebung der Fußknochen eintreten kann. Die Tatsache, daß die Angehörigen der stehenden Berufe in weitem Maße zu Fußdeformationen neigen, ist zum Teil auf die durch die dauernde, fast allseitige Pressung der Blutgefäße bedingte und damit zusammenhängende Unregelmäßigkeit des Kreislaufes an der Fußsohlenseite zurückzuführen. Dieser funktionsstörende Nachteil wird abgeschwächt eben durch die stützende Leistung der g. F.

Ein Vergleich mag von der physiologischen Leistungsfähigkeit dieses Gewebes überzeugen: Ein kleiner, auf einer Tischplatte laufender Käfer kann ohne Mühe durch Auflegen der Handfläche zerdrückt werden. Wird aber ein weiches, also gegen mechanische Beanspruchung nicht sehr widerstandsfähiges Löschpapier zusammengeknüllt, auf den Käfer gelegt und nun mit der Hand gedrückt, so wird er immer noch in dem Gewirr der gepreßten Papierteile einen Weg finden,

den er, gegen Druck geschützt, wählen kann. In ähnlicher Weise bildet die kräftige Faserstruktur der verschiedenen Ausstrahlungen der g. F. den zahlreichen Verästelungen der Blutbahnen bis zu den Kapillaren einen hinreichenden Schutz gegen vollkommene allgemeine Absperrung.

Die anatomische Betrachtung (Abb. 12) zeigt nun, daß diese kräftige Platte der g. F. vornehmlich in dem medialen Teil der Trittzone des Fußes gespannt ist, also dort, wo der haltungsrichtige Fuß von Natur aus auftritt. Der freiliegende untere Fußteil, die Gewölbezone, wird lediglich von ausstrahlenden Fasern erfaßt. In Abb. 13 ist der Fuß im Sagittalschnitt durch die zweite Zehe zu sehen. Deutlich sind die starken Gewebemassen der g. F. mit ihren Fettsäckchen im Ballen und unter dem Fersenbein zu erkennen, während in der Gewölbezone dieses kräftige Polster fehlt. Aus dieser Lagebeziehung ist im Hinblick auf die

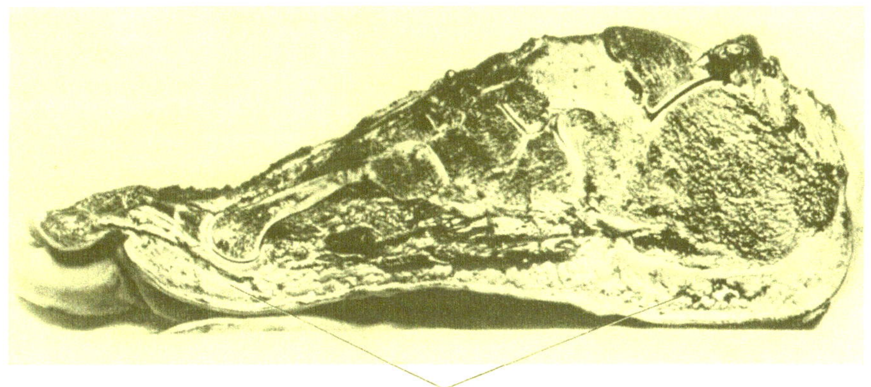

Abb. 13. Polster der großen Fußsohlenbinde.

physiologische Aufgabe der g. F. zu schließen, daß *von Natur aus nur die Trittzone zur Aufnahme von Drücken geeignet ist.* Ein „gewölbestützendes" Hilfsmittel setzt den Fuß stets der Gefahr einer lokalen Anämie aus. *Die gewölbestützenden Einlagen dürfen also nur mit äußerster Vorsicht und bei genauer individueller Beobachtung der Fußform verpaßt werden*; *schon aus rein physiologischen Gründen ist der Gebrauch „fabrikfertiger" Metalleinlagen, vor allem für Kinderfüße, grundsätzlich zu verwerfen, denn die Gefahr einer systematischen, dauernden Schwächung des Fußes ist sehr groß.*

Solche prinzipielle Erwägungen mögen vor einer überraschen Ausgabe von gewölbestützenden Hilfsmitteln warnen und den Blick auf die *physiologisch und funktionell richtige Rückfußlagerung* richten. Erst wenn diese versagt, d. h. wenn das Individuum keine Schmerzerleichterung bzw. -befreiung erfährt, darf die Gewölbestützung angewandt werden. Eine Schmerzempfindung ist physiologisch einer anomalen Reizung der Nervenfasern gleichzusetzen; eine die Deformation kennzeichnende Verschiebung der Fußknochen kann infolge der ungewöhnlichen Druckwirkung auf Nervenfasern Schmerzen auslösen. Es ist möglich, daß die Rückfußlagerung, wohl infolge des Versagens der zusammenhaltenden passiven Spanner, nicht ausreicht, um durch Mitnahme der anschließenden Mittelfußknochen eine Freilegung der beanspruchten Nervenfasern zu erzielen. In diesem Falle muß mit Vorsicht die Gewölbestützung angewandt werden, damit die Gewölbeknochen durch Druck von unten her über die nachgiebigen und zusammendrückbaren Weichteile eine „Lüftung“ erfahren. Eine unmittelbare objektive Stärkung des Fußes kann aber eine solche Hilfsmaßnahme nicht erzielen, da der das Skelett zusammenhaltende Spannapparat physiologisch und damit mechanisch in seiner Leistung gemindert, das Widerstandsvermögen des Fußes also verringert wird. Eine Ausnahme bilden die gewölbestützenden „aktiven“ Einlagen, die bei Aufsetzen des Fußes eine Schmerzauslösung hervorrufen wollen, die zu einer dauernden willkürlichen Supination des Fußinnenrandes und damit zu einer Leistungssteigerung vor allem der Supinatoren führen kann (vgl. Einlage von SPITZY).

2. Die aktiven Spanner.

Die Summe der die Bewegung auslösenden *kurzen und langen Fußmuskeln* bildet den *aktiven Spannapparat*. Das Muskelgewebe ist wenig elastisch, besitzt aber die Fähigkeit, sich zusammenzuziehen (zu kontrahieren). Dadurch wird auf die Ausführungsgewebe der Muskeln, die gleichfalls fast unelastischen Sehnen, ein Zug ausgeübt, der bewirkt, daß der Skeletteil, an dem der Muskel über die Sehne ansetzt, dem anderen Teil mit dem Muskelursprung nähergebracht wird. Jede *Bewegungsauslösung* in den Gliedern oder Gliederteilen beruht also auf der *Hubwirkung* der *Muskelkontraktion.*

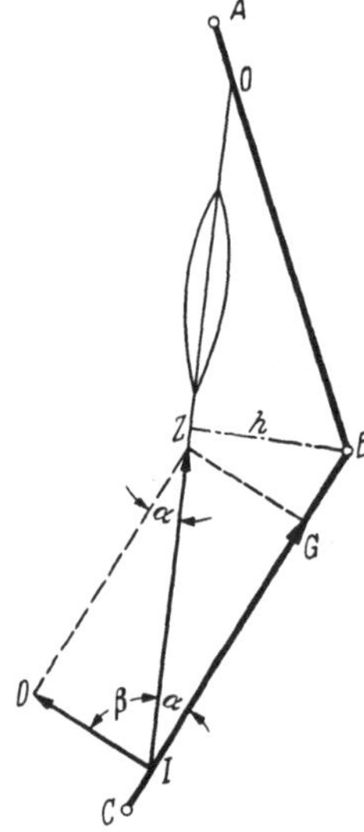

Abb. 14. Die Muskelzug-Teilkräfte.

Der Erfolg dieser Hubwirkung ist insofern bemerkenswert, als durch den Sehnenzug nicht nur eine Bewegungsauslösung erfolgt, sondern gleichzeitig eine Anpressung des bewegten Skeletteiles im Gelenk an den andern. Die Abb. 14 zeigt die Verhältnisse in schematischer Wiedergabe: AB sei ein feststehender Skeletteil, BC ein beweglicher. Die Drehungsmöglichkeit erfolge bei B in einem Scharniergelenk (Ginglymus), dessen Achse senkrecht zur Zeichenebene stehen mag. Zwischen den beiden Knochen sei ein einköpfiger Muskel gespannt, dessen Ansatz bei I, dessen Ursprung bei 0 liege. Zieht sich der Muskel zusammen, so wird über die Sehne eine Zugkraft Z geäußert, deren Richtung mit einer Mittellinie der Sehne zusammenfällt. Die Zugkraft Z kann als Resultierende betrachtet werden, die mit dem (virtuellen) Hebelarm h, dem Lot auf die Gelenkachse B, wirkt. Sie ist zu zerlegen in zwei Teilkräfte (Komponenten): Die eine Teilkraft D steht senkrecht im Ansatzpunkt I auf dem beweglichen Glied CB und bewirkt eine Drehung um B mit dem Hebelarm IB; sie wird deshalb als *Drehungsteilkraft* (*Drehungskomponente*) bezeichnet. Die andere Teilkraft G wirkt sich in der Richtung des beweglichen Skeletteiles aus und preßt es im Gelenk an den Nachbarknochen an. Diese verspannende Kraft G ist die *Gelenkteilkraft* (*Gelenkkomponente*).

Der Winkel, den die Resultierende Z mit dem beweglichen Glied bildet, sei α, der Winkel, den sie mit der Drehkraft D bildet, sei β. Wenn die entsprechenden Streckenbezeichnungen eingeführt werden, ist

$$IG = IZ \cdot \cos\alpha .$$

Da Winkel DZI ebenfalls α ist, wird

$$ID = IZ \cdot \sin\alpha .$$

Die Drehteilkraft und die Gelenkteilkraft sind also größenmäßig abhängig von dem Winkel, den der Muskelzug, d. h. die Sehnenmittellinie, mit der Mittellinie des bewegten Gliedes bildet. Ihre Abhängigkeit ist gegeben durch das cos- bzw. sin-Verhältnis. Je kleiner α wird, desto größer wird sein Cosinuswert, desto kleiner aber sein Sinuswert. Mit anderen Worten: Je spitzer α ist, *je näher also der Muskelzug an den bewegten Gliedteil heranrückt, um so größer wird der Wert der Gelenkteilkraft, um so kleiner der der Drehteilkraft.*

Diese Tatsache vermag uns eine wichtige Aufklärung bezüglich der Fußmuskelleistungen zu geben: Die Sehnen der langen Fußmuskeln schmiegen sich dicht dem Skelett an, so daß sie als beinahe parallel laufend zu angenommenen Knochenmittellinien angesprochen werden dürfen. Der Abweichungswinkel α ist im Durchschnitt mit 10° eher zu hoch als zu niedrig angesetzt, wobei die durch das Überspringen von Knochenauswulstungen durch die Sehnen bedingten Abweichungen von den angenommenen Knochenmittellinien, wie z. B. an den Metatarsalköpfchen, bereits berücksichtigt sind. Da cos 10° = 0,9848 ist, kann also zunächst geschlossen werden, daß rund 98% der Zugkraft der Endteile der langen Fußmuskeln zum Anpressen der bewegten Skeletteile an das benachbarte Glied dienen und nur 2% zur Bewegungsauslösung.

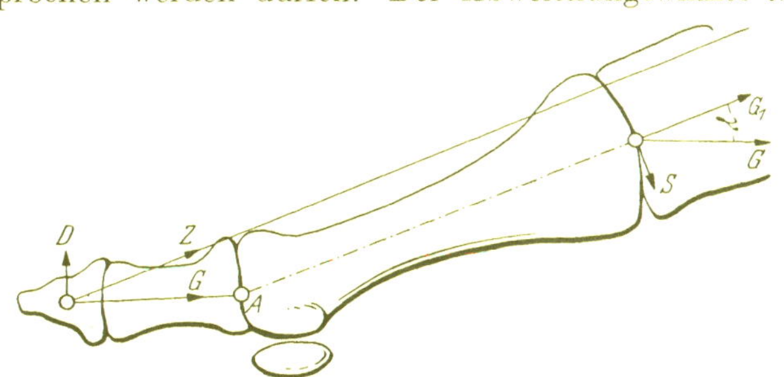

Abb. 15. Verkleinerung der Gelenkteilkraft.

Diese Verhältnisse gelten streng genommen nur für den eingelenkigen Muskel. Bei mehrgelenkigen Muskeln (die langen Fußmuskeln überspringen zum Teil fünf Gelenke!) wird sich der Anpressungsdruck auf sämtliche sich anschließende Knochen fortpflanzen; immerhin erfährt die ausstrahlende Wirkung der Gelenkteilkraft eine Verringerung, da sie auf die anschließenden Knochen nicht mehr normal (senkrecht) wirkt. Abb. 15 zeigt diese Verhältnisse schematisch an einem Beispiel:

Die Sehne des langen Großzehenstreckers setzt am Nagelglied der großen Zehe an. Ihre Zugkraft zerspaltet sich in ihrer Wirkung auf das Zehengrundgelenk A in die Drehteilkraft D und die Gelenkteilkraft G. Diese Gelenkteilkraft G wirkt nun auch im nächstfolgenden Gelenk, also dem Gelenk zwischen 1. Metatarsale und 1. Keilbein. Hier wirkt sie aber nicht mehr normal zu der Gelenkfläche, vielmehr verringert sie sich, da die Vorfußknochenmittellinie mit der Gelenkteilkraft einen Winkel γ bildet: Nur die normal zur Gelenkfläche sich auswirkende Komponente G_1 wirkt weiterhin als reiner Druck; eine kleinere Komponente S wird frei, um das Metatarsale aus dem Gelenk herauszuschieben (Schubkraft). Diese Gelenkteilkraft G_1 hat die Größe $G \cdot \cos\gamma$. Der Winkel bleibt aber verhältnismäßig klein, so daß sein cos verhältnismäßig große Werte einnimmt. γ möge für das gewählte Beispiel mit 20° angesetzt sein; cos 20 = 0,9397. G_1 ist also 94% von G. Der Anpressungsdruck im zweiten Gelenk beträgt dann noch rund 92% des Zuges des mehrgelenkigen Muskels!

Am Beispiel des langen Großzehenstreckers wurde die verhältnismäßig geringe Herabsetzung der Gelenkteilkraft bei dem mehrgelenkigen Muskel erläutert. In ähnlicher Weise lassen sich diese Beobachtungen für alle mehrgelenkigen Muskeln ableiten, und sie haben auch Gültigkeit, wenn der Fuß mit seinen Muskelzügen nicht, wie im Beispiel, von der Innenseite, sondern von oben her betrachtet wird. Besonders aufschlußreich ist für solche Gedankengänge die sich in vier Stränge spaltende Sehne des langen Zehenstreckers.

Der Verlauf der Kraftlinie der am Gelenk des bewegten Gliedes angreifenden Gelenkkomponente bedingt durch ihre Abweichung von einer Mittellinie der übersprungenen Knochen das Auftreten von *Schubkomponenten.* Diese werden unter normalen Bedingungen klein bleiben, da cos γ verhältnismäßig groß bleibt. Beginnt aber, vor allem durch Lockerung passiver Spanner, eine Deformation, so ist die Gefahr ihrer Auswirkung eine große: Die mehrgelenkigen Muskeln können durch die Schubkomponenten der Gelenkteilkräfte ein Abgleiten der Knochen voneinander begünstigen. Diese Verschiebung wird normalerweise vor allem bei den Knochen des Mittelfußes sohlenwärts erfolgen, wie die in Abb. 15 angegebene Schubkomponente S lehrt. Diese deformierende Bewegung ist aber abhängig von der Lage der beanspruchten Gelenkfläche zur Richtung der Gelenkteilkraft. Es kommt öfters vor, daß die Gelenkteilkraft so auf die Gelenkfläche auftritt, daß die Schubkraft S eine entgegengesetzte Richtung als die in Abb. 15 angegebene einnimmt. In diesem Falle ist die Gefahr vorhanden, daß die Knochen des Mittelfußes, vor allem an der Innenseite, durch den verspannenden Zug mehrgelenkiger Muskeln nach dem Fußrücken zu verschoben werden, ein Deformationsfall, der öfters zu beobachten ist.

Die Darstellung der Gelenkkomponentenleistung beweist, daß ein Deformationsvorgang durchaus nicht in einem schlechterdings mit „Durchtreten“ des Fußes gekennzeichneten Vorgang liegt, daß er vielmehr äußerst verwickelt abläuft. Ferner führt die Kenntnis von den durch die Schubkomponenten bedingten Schubkräften zu einer Betonung der *Leistungsfähigkeit der passiven Spanner* (Gelenkbänder und -kapseln), deren vornehmste Aufgabe die Ausschaltung solcher schädlicher Schubwirkungen bleibt.

Eine rechnerische Überprüfung der Minderung der Zugkräfte der Gelenkkomponenten wäre möglich. Da es sich hier nur um eine qualitative Untersuchung handelt, mögen unter Berücksichtigung der angeführten Zahlenbeispiele die Gelenkkomponenten der langen Fußmuskeln in ihrer Gesamtsumme vorsichtig mit 80% des effektiven Muskelzuges angesetzt sein.

Ähnlich liegen die Verhältnisse bei der *kurzen Fußmuskulatur.* Die auf dem *Fußrücken gespannten kurzen Muskeln* ziehen sich fast parallel zu den Skeletteilen. Die *plantar gespannten Fußmuskeln* bilden, soweit sie an den Zehengliedern ansetzen, allerdings größere Winkel zwar nicht mit den Zehengliedern, wohl aber mit den anschließenden Knochen. Die Gelenkkomponenten dieser mehrgelenkigen Plantarmuskeln werden also in ihrer Auswirkung auf die anschließenden Knochen eine Abschwächung erfahren, da der entsprechende γ-Winkel verhältnismäßig groß ist. Er kann mit 35° maximal angesetzt werden. $\cos 35° = 0{,}8192$. Diese Gelenkkomponenten betragen also rund 82% der Gesamtmuskelkraft.

Der oben angegebene Prozentsatz 80 dürfte also auch im Hinblick auf die kurze Fußmuskulatur Berechtigung haben: *Rund 80% der Zugkraft der gesamten*

Fußmuskulatur dienen zu gegenseitigen Verspannungen der Knochen in ihren gelenkigen Verbindungen, und nur rund 20% werden für die Bewegungsauslösung freigemacht!

Wie verhältnismäßig klein die zur Bewegung der Fußteile dienenden Kräfte sind, ist z. B. deutlich aus dem geringen Widerstand der Zehen gegenüber abbiegenden Bestrebungen zu erkennen: Selbst die große Zehe, deren Muskulatur unter Spannung steht, kann sehr leicht durch eine Drehung um das Grundgelenk aus ihrer Lage gebracht werden, da eben der Muskelzug sich vornehmlich in der Anpressung der Zehenglieder an den ersten Vorfußknochen auswirkt. Diese Tatsache möge die Berechtigung der Bemühungen kennzeichnen, auch den Strümpfen für die Füße je eine besondere Rechts- und Linksform zu verleihen, denn bereits die Spannung eines spitz zulaufenden Strumpfes genügt, um die Zehen aus ihrer normalen Lage zu verdrängen!

Die pressende Wirkung des Muskelzuges ist genau bei folgender Fußbewegung darzustellen: Wer auf unnachgiebigem Boden steht und die Zehen zu beugen versucht, wird deutlich ein Aufwölben, ein „Heben“ des Fußinnenrandes spüren!

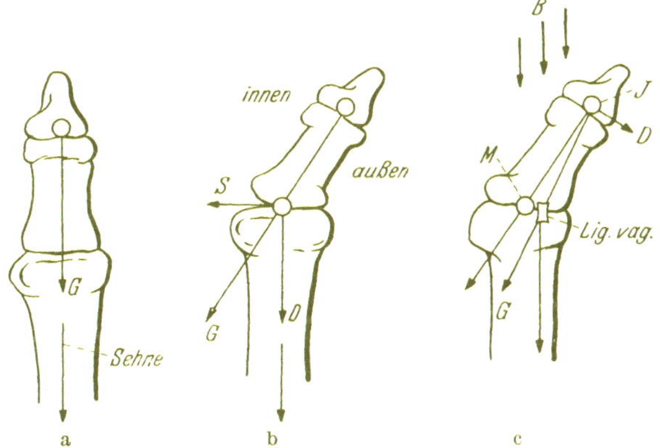

Abb. 16a, b, c. Mechanik des Hallux valgus.

Wird der Fuß in seiner Bekleidung nicht richtig gelagert, so kann sich die vorteilhaft wirkende Zugspannung, vor allem der mehrgelenkigen Muskeln, ins Gegenteil umkehren:

Abb. 16a, b, c zeigt noch einmal den Endverlauf der Sehne des langen Großzehenstreckers von oben betrachtet. Sie zieht über Metatarsale I, das Großzehengrundglied und setzt am Nagelglied an. Die Phalangen befinden sich in haltungsrichtiger Beziehung zum Vorfußknochen I, denn alle drei Mittellinien fluchten. Bezeichnet man die Summe von einem Vorfußknochen und den dazugehörigen Zehengliedern als einen *Fußstrahl*, so kann die Normallage als *„strahlengerade“ Haltung* angesprochen werden. Der Sehnenzug löst also eine Gelenkteilkraft *G* aus, wie sie in der Abb. 16a dargestellt ist; die Drehteilkraft ist nicht darzustellen, da sie in der zur Zeichnungsebene senkrecht stehenden Ebene liegt. Liegt der erste Fußstrahl gerade, so tritt, bei der Betrachtung von oben, keinerlei Schubkomponente (parallel zur Auftrittsebene) auf.

Der Kraftverlauf wird aber ein ganz anderer, sobald die Zehenglieder eine Abwinklung erfahren haben (vgl. Abb. 16b). Da die Kraftlinie übereinstimmt mit dem Verlauf des jeweiligen Endstückes der Sehne, liegt die Richtung der Gelenkkomponente *G* in diesem Falle nach innen zu. Damit ergibt sich eine Zerlegung von *G* in die normalgerichtete Druckkraft *D* sowie in die Schubkraft *S*, die das Zehengrundglied aus der Kammer des Zehengrundgelenkes zu ziehen sucht.

Die Sehne ist am Grundgelenk in der Hülle eines Scheidenbandes (Lig. vaginale) gelagert. Bei der Abknickung des Zehengrundgliedes wird nun durch den abgewinkelten Sehnenzug ein Druck nach außen zu (d. h. nach den anderen Zehen zu) ausgeübt, der zu einer Dehnung des Bandes und damit zu einer Nachaußenverlagerung der Sehne führt. In übertriebener Weise zeigt Abb. 16c diesen Vorgang: Durch M verlaufe eine vertikale Achse des Zehengrundgelenkes. Die Gelenkkomponente ist infolge der Weitung des Scheidenbandes nach außen zu verrutscht, sie macht demnach eine Drehkomponente D frei, die mit ihrem Hebelarm MI das Zehengrundglied um sein Grundgelenk zu drehen sucht.

Wird also die große Zehe primär falsch gelagert, etwa durch spitzes Schuhwerk, so werden parallel zur Auftrittsebene normalerweise nicht auftretende Drehkomponenten der Gelenkteilkräfte frei, die dann sekundär zu einer Verschiebung des bewegten Gliedes aus der Kammer und zu seiner weiteren Verdrehung im Sinne einer Deformation führen müssen. Da sich in ähnlicher Weise diese Betrachtungen auch auf die anderen Zehen erstrecken dürfen, kann allgemein geschlossen werden, daß *die Krummlagerung der Zehen primär zu einer Leistungsminderung ihrer Muskulatur führen muß, die sekundär infolge des Auftretens schädlicher zusätzlicher Drehmomente eine weitere Deformation zur Folge hat.*

Aus diesen Überlegungen erhellt die Wichtigkeit einer richtigen Fußlagerung: *Der Schuh muß eine Form haben, die eine strahlengerade Fußhaltung ermöglicht!* Die breite Form allein genügt nicht! Der unverbildete Kinderfuß mit seinen fächerförmig auseinanderstrebenden Strahlen gibt uns den Hinweis auf die naturgewollte Lagerung. Es ist ein beschämendes Zeichen für den Kulturmenschen, daß er aus der Haltung des Kinderfußes nicht die nötigen Schlüsse zieht und seinen Fuß in eine spitz zulaufende Hülle steckt, lediglich um modischen Anforderungen Genüge zu leisten! Die leider allzu häufig zu bemerkende Großzehenballenbildung (*Frostballen*) mit allen ihren nachteiligen Folgeerscheinungen, wie Bindegewebsentzündungen, Gelenkversteifung, müßte als Deformation erkannt werden, die beinahe ausschließlich auf die primäre Schieflagerung der großen Zehe in naturwidrig zugespitztem Schuhwerk zurückzuführen ist! Dieselbe Kritik muß sich auch auf die heute allgemein getragenen Strümpfe beziehen, die mit ihrer spitzen, einen Wechsel von rechts auf links gestattenden Form zur Deformation des Vorfußteiles beitragen.

Gerade der mit seiner Sehne über die Gelenke der inneren Partie des Fußskelettes sich spannende lange Großzehenbeuger ist für die Erhaltung des Fußgewölbes wichtig, zumal er unter den Skeletteilen sowie unter dem Sustentaculum tali vorbeizieht, die verspannten Knochen wahrhaft „tragend“. Seine Leistungsfähigkeit darf durch falsches Schuhwerk nicht gemindert werden! Wie groß der Anteil dieses langen Großzehenbeugers an der Erhaltung des Normalfußes ist, hat Hübscher nachgewiesen, der beim Plattfuß eine konstante Abmagerung dieses Muskels feststellte. Henle spricht sogar von einer Entartung der Muskeln zu Bindegeweben, wenn die Teile, zwischen denen sie gespannt sind, unbeweglich werden.

Nebenbei möge erwähnt sein, daß die *übertriebene Auswärtsstellung des Fußes* die Schiefzehenbildung gleichfalls fördert: Der strahlengerade Fuß will mit ökonomischer Ausnutzung seiner Gelenkformen in geradliniger Verlängerung des ersten Vorfußknochens „abrollen“, also „über die Länge der großen Zehe“ hin. Beim auswärtsgerichteten Fuß aber begünstigen im Abstoßen von der Auftrittsfläche seitlich wirkende Bodenreaktionskräfte (in Abb. 16c mit B dargestellt) die Abbiegung.

Beachtenswert ist die Feststellung, daß die das Widerstandsvermögen des Fußes erhöhende natürliche, also strahlengerade Lagerung der Zehen anscheinend in Fachkreisen wohl in Unkenntnis über die Fußleistung als anomal angesehen wird: In anatomischen Atlanten z. B. sieht man nur Füße mit Hallux-valgus-Bildung! Die Betrachtung des unverbildeten Kinder- und Naturmenschenfußes sowie der Füße antiker Statuen vermag zur richtigen Erkenntnis zu führen!

Schließlich möge noch auf die Eigenart der *Bewegungsmöglichkeiten im unteren Sprunggelenk hingewiesen werden*: Infolge der dort von hinten-unten-außen nach vorn-oben-innen verlaufenden *Kompromißachse* ist jede *Fußabduktion mit einer Pronation des Fußinnenrandes* verbunden. Es gibt Fachleute, welche die Häufigkeit der Knickfußbildung auf die Auswärtsrichtung der Füße, d. h. die damit verbundene Pronation zurückführen.

Ist die verspannende Wirkung der Muskelkräfte erkannt, so muß noch die Frage geklärt werden, zu welchen Leistungen die Gruppe der aktiven Spanner gegenüber den passiven befähigt werden kann. Auch hierbei soll der qualitativen Untersuchung der Vorzug gegeben werden, da die rechnerische Ermittlung mit Voraussetzungen arbeiten muß, deren Vielgestaltigkeit eine restlose Klärung verbietet.

Insbesondere sind die Angaben über die Größe der Kraftäußerung der quergestreiften Muskulatur noch sehr unterschiedlich vor allem im Hinblick auf die von den Gelenkstellungen abhängigen Spannungszustände der Muskeln. Da hier nur die Gewinnung relativer Werte angestrebt werden soll, mögen die Angaben von R. Fick benutzt werden, der die *Muskelkraft mit 10 kg je cm² physiologischen Querschnittes* bei „mittlerer" Dehnung des Muskels ansetzt. Er prägt für diese Größe die Bezeichnung „*absolute Muskelkraft*", die nicht ganz korrekt sein dürfte. In Anlehnung an die Gedankengänge Strassers wäre es wohl richtiger, von einer „Muskelspannungseinheit" zu sprechen, da eben die spezifische, also auf die Querschnittseinheit bezogene Kraftauswirkung eine Spannung darstellt.

Die Beziehungen zwischen der Festigkeit und der spezifischen Kraftäußerung des Muskels können unter Benutzung der Tatsache hergestellt werden, daß das Muskelgewebe nur sehr wenig elastisch, sein elastisches Vermögen vielmehr in seiner Kontraktionsfähigkeit zu finden ist. Der Wert der „absoluten Kraft" des Muskels stellt deshalb gleichsam einen Grenzbetrag dar, bei dem seine Querschnittseinheit von 1 cm² die Belastung von 10 kg zu tragen vermag, ohne daß eine plastische Deformation eintritt. Diese „aktive" Kraftäußerung kann als angenommener Grenzwert mit der „passiven" Festigkeit der Bänder und Binden, die zwischen 0,1 und 6,0 kg/mm² liegt, gelten. Wählt man als spezifische Querschnittsfläche des Muskels 1 mm, so ergibt sich für ihn eine Festigkeit von 0,1 kg/mm², ein Wert, der mit den Untersuchungsergebnissen (Triepel) übereinstimmt. *Die widerstandbietende Leistung des Muskels beruht also nicht auf der Ausnutzung von Festigkeitseigenschaften, sondern auf seiner spannungsauslösenden Kontraktionsfähigkeit. Die Kraftäußerung ist trotz der spezifisch geringen Leistung sehr groß infolge der großen physiologischen Querschnitte der Muskulatur. Die Leistungssteigerung des Muskels muß also c. p. seiner Querschnittsvergrößerung gleichkommen.*

Die von einem Muskel zu leistende Gesamtkraft stellt somit das Produkt aus physiologischem Querschnitt mal absoluter Muskelkraft dar. Die Querschnittsgrößen sind individuell ganz verschieden. Zahlenangaben können sich also nur auf einen ganz bestimmten Fall beziehen und dürfen nicht verallgemeinert werden. Um aber einen Überblick über die Leistung der aktiven Fußspanner zu erhalten, genügt auch die Beobachtung relativer Werte. Querschnitte und daraus sich ergebende Muskelkräfte mögen nach den Angaben von R. FICK in Tabelle 1 wiedergegeben sein.

Tabelle 1.

Muskel	Querschnitt cm^2	Zugkraft kg
Zwillingsmuskel	23	230
Schollenmuskel	20	200
Hinterer Schienbeinmuskel	5,8	58
Langer Großzehenbeuger	4,5	45
Langer Zehenbeuger	2,8	28
Vorderer Schienbeinmuskel	7,7	77
Langer Wadenbeinmuskel	4,3	43
Kurzer Wadenbeinmuskel	3,8	38
Langer Zehenstrecker	2,5	25
Dritter Wadenbeinmuskel	1,7	17
Langer Großzehenstrecker	1,35	13,5
		774,5

In entsprechender Weise sind teilweise auch die Kräfte der kurzen Fußmuskeln ermittelt. Obwohl diese Zahlen lediglich als relative Werte zu betrachten sind, stellt die Summe von rund 775 kg immerhin eine Zugkraft dar, die bedeutend größer ist als die Summe der Widerstandskräfte der passiven Spanner! Es darf zwar nicht verkannt werden, daß diese Zahlenangaben nur auf eine potentielle Kraftäußerung hinweisen, die wohl infolge der Überwindung innerer Widerstände in den Muskeln, ferner der durch die Reibung der Sehnenzüge in ihren Scheiden bedingten Verluste niemals voll zur Auswirkung kommen wird. Ferner muß ein Teil der Muskelkraft aufgezehrt werden durch die Überwindung der elastischen Deformationsarbeit der Sehnen („toter Gang des Muskels"). Jedoch bleiben die Muskelkräfte in einer Größe zur Auswirkung auf den Fuß frei, die ihre Bedeutung gegenüber den passiven Spannern eindeutig in den Vordergrund rückt. Mit dem Hinweis auf die Tatsache, daß der Hauptanteil der Muskelkräfte nicht zur Auslösung einer Bewegung, sondern zur Verspannung der von den Sehnen überzogenen Skeletteile dient, kann gefolgert werden: *Im Spannapparat sind es vor allem die Muskeln, welche die Haltungsrichtigkeit des Fußes gewährleisten!* Ohne die Bedeutung der passiven Spanner (vgl. die Aufhebung der durch die Gelenkkomponenten hervorgerufenen Schubkräfte!) zu schmälern, muß doch der Fußmuskulatur die für die normale Fußhaltung nötige Arbeitsleistung in erster Linie zugesprochen werden. *Damit ist das Widerstandsvermögen des Fußes vornehmlich abhängig von der Fußmuskulatur.*

Die Spannungswirkung der einzelnen Fußmuskeln ist abhängig von der Stellung des Fußes. Die in den zahlreichen Stellungsphasen verschieden gestalteten Funktionen der Fußmuskeln bewirken, daß die Kraft eines Muskels im einzelnen einmal mehr zum Verspannen, ein andermal mehr zur Bewegungsauslösung dient, je nach der augenblicklichen Leistung der benachbarten Muskelgruppen (vgl. die Beschreibung der moderatorischen und kollateralen Muskelassoziationen durch

DUCHENNE). Auf jeden Fall sind stets alle Muskelgruppen bei der Beanspruchung des Fußes in Stand und Gang tätig, auch in der Phase des frei schwingenden Beines (vgl. FISCHER). Infolgedessen bedingt auch die das Skelett verspannende Arbeit eine dauernde und wechselnde Formänderung der Fußmuskeln. Die Untersuchungen von TRIEPEL haben ergeben, daß die Festigkeit eines zusammengesetzten Organs im wesentlichen bestimmt wird durch die Festigkeit derjenigen in ihnen enthaltenen Gewebe, die zuerst ihre maximale Formänderung, bei Dehnung ihre maximale Längenänderung erreichen. Der Muskulatur muß also auch aus diesem Grunde der Hauptanteil an der Aufbringung der im Fuße vorhandenen Widerstandskräfte zugesprochen werden.

Um zu einer weiteren qualitativen Erkenntnis des Fußwiderstandes zu gelangen, möge noch einmal auf die anatomisch festliegende Tatsache hingewiesen sein, daß *die Muskulatur vornehmlich in der Längsrichtung des Fußes gespannt ist.* Diese Längsrichtung stellt sich dar entweder wie bei den kurzen Fußmuskeln im Muskel selbst, oder aber wie bei den langen Fußmuskeln in den Sehnenzügen. Die Mittellinien der Muskeln bzw. der Sehnen können daher als die Kraftlinien der Muskelkräfte betrachtet werden. Eine Kraft ist eindeutig bestimmt durch Größe und Richtung. *Infolgedessen deuten die in der Längsrichtung des Fußes verlaufenden Kraftlinien auf die in dieser Richtung sich vornehmlich auswirkenden Kräfte hin,* eine Tatsache, die in Abschnitt IX zur Erklärung der Eigenart des Fußwiderstandsvermögens dienen mag.

R. FICK hat bereits bei seiner Darstellung der Hebelarme der langen Fußmuskeln bezüglich des CHOPARTschen Gelenkes in der Zeichnung diese Merkwürdigkeit angedeutet.

VII. Die Knickbereitschaft des Fußes.

Die *Lastübertragung auf den Fuß* erfolgt unmittelbar von Knochen zu Knochen nur über das Schienbein, das im oberen Sprunggelenk auf dem Sprungbein ruht. Dieses vermittelt die Drücke weiter auf das Fersenbein, und zwar zunächst als beinahe normal gerichtete Drücke in den beiden Gelenkkammern des vorderen und hinteren unteren Sprunggelenkes, deren Hilfsebenen ungefähr waagerecht gelagert sind.

Das Wadenbein ist mit dem Schienbein durch die straffe Zwischenhaut (Membrana interossea) verbunden; in der Knöchelgabel sind kräftige Verstärkungsbänder zu finden, deren eine Gruppe vom Wadenbeinknöchel (Malleolus lateralis) zum Sprungbein und über das Sprungbein zum Fersenbein gespannt ist (Lig. talofibulare ant., talofib. post. und calcaneofibulare). Die distalen Berührungsstellen zwischen Schienbein und Wadenbein bilden feste Bandfugen (Syndesmosen). Durch diesen straffen Zusammenhalt dürfte das Sprungbein über das Wadenbein mit einen Teil der von oben sich auswirkenden Druckkraft empfangen, zumal die äußere Gelenkfläche des Sprungbeins nicht senkrecht zur Auftrittsfläche des Fußes abfällt, sondern lateralwärts etwas ausgeschweift ist (vgl. Abb. 17). Angaben über diese Druckverteilung fehlen und werden wohl auch schwer zu ermitteln sein. Die Beziehungen zwischen Form und Funktion betonend, erscheint der Hinweis von BRAUS bemerkenswert, der die Achse des oberen Sprunggelenkes als horizontal annimmt und sie lateral an der Talusfläche austreten läßt. Die Achse eines Gelenkes ist eine gedachte Linie, die bei der Bewegung der zum Gelenk gehörenden Knochen in Ruhe bleibt. BRAUS erkennt nun den lateralen Achsenaustritt des Talocruralgelenkes an einem „besonders großen Gefäßloch", da diese Stelle eben eine ruhende Fläche darstellt, trophische Reize also dort nicht gegeben sind.

Die untere Fläche der Gelenkkammer des oberen Sprunggelenkes wird vom Rollhügel oder Rollendach (Trochlea) des Sprungbeins gebildet. Bei einer „Normalhaltung" des Menschen, bei der eine ungefähr in der Mitte des Unterschenkels liegende senkrechte Linie ungefähr senkrecht zu einer gedachten Längsmittellinie des Fußes verläuft, steht der Fuß vollkommen fest, ohne Federungsmöglichkeit (im Gegensatz zum plantarflektierten Fuß) in der Knöchelgabel. In dieser Stellung ist die untere Gelenkfläche des Schienbeins fest auf den Rollhügel des Sprungbeins aufgepreßt. Die Hilfsebene (vgl. Abschnitt V) dieser Gelenkkammerfläche liegt beim haltungsrichtigen Fuß beinahe waagerecht. Infolgedessen wird sich die über das Schienbein vermittelte Last ziemlich gleichmäßig über die gesamte Fläche des Rollhügels verteilen; Schubkomponenten sind nicht vorhanden. (BAISCH hat durch Röntgenaufnahmen festgestellt, daß beim normalen, belasteten Fuß sich gegenüber dem unbelasteten an der Lagebeziehung zwischen Fersenbein und Sprungbein nichts ändert.) Die Erhaltung dieser gegenseitigen Lagerung wäre aber kaum möglich, wenn bei Belastung die Lastverteilung über das Schienbein auf eine schrägstehende Fläche erfolgen würde, denn es würden in diesem Falle starke Schubkräfte auftreten, die von den vorhandenen Bandverbindungen allein kaum aufgefangen werden könnten, da am Sprungbein kein Muskel ansetzt.

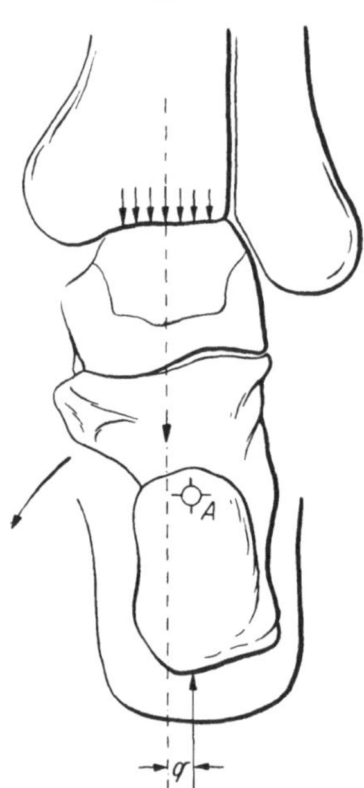

Abb. 17. Die Belastungslinie.

Die Abb. 17 zeigt das haltungsrichtige Skelett des rechten Fußes in schematischer Darstellung von hinten. Die vom Schienbein eingeleiteten Lasten sind gleichmäßig über die Breite des Rollhügels verteilt. Diese in beliebig großer Zahl über die Rollhügelfläche aus den dargestellten Gründen gleichmäßig zu verteilenden Einzelkräfte kann man sich in einer Resultierenden zusammengefaßt denken, die unter den gegebenen Voraussetzungen durch die Mitte der in der Querrichtung betrachteten Trochlea verläuft. Diese Resultierende möge als *Belastungslinie* gekennzeichnet sein; sie stellt die Kraftlinie dar, in der die durch die Körperlast entstehende, auf den Rückfuß wirkende Druckkraftresultierende senkrecht nach unten verläuft.

Die Auflage des Fersenbeins erfolgt in seinem tiefsten Punkt, der in der Partie des mittleren Fersenbeinhöckers (Tub. med. calc.) zu finden ist. An dieser Stelle wirkt sich im Skelett der Bodenreaktionsdruck aus, dessen Kraftlinie *Auflagelinie* genannt sei.

Es ergibt sich nun bei dem von hinten beobachteten haltungsrichtigen Fuß, wie aus Röntgenbildern und am Skelett selbst in vergleichender Beobachtung festgestellt werden kann, aus den eigentümlichen Lagebeziehungen der Rückfußknochen die Tatsache, daß *die Belastungslinie nicht mit der Auflagelinie fluchtet, vielmehr etwas nach innen zu verschoben ist.* Durch diese Entfernung q (vgl. Abb. 17) entsteht ein *Kräftepaar*, das mit dem Hebelarm q den Rückfuß um die Auflage zu drehen sucht. Die Erscheinung, daß die Belastungslinie nicht normal durch die Auflagelinie verläuft, möge als *Knickbereitschaft des Fußes* gekennzeichnet sein.

Diese Knickbereitschaft des menschlichen Fußes ist vielleicht stammesgeschichtlich zu erklären: Der Anthropomorphenfuß besitzt ein Fersenbein, das nicht mit einem Höcker aufliegt, vielmehr mit seinem vorderen Ende, nach dem Würfelbein zu, nach unten geneigt ist. Der Tarsalbogen dieses Fußes ist dagegen etwas stärker gewölbt. Die Aufrichtung des Fersenbeins bedingte bei dem in seiner Wölbung nur wenig sich abflachenden Tarsalbogen eine Pronation des Fußinnenrandes. Dadurch mußte aber der obere, innere Fußrand eine Schwenkung nach innen erfahren.

Der haltungsrichtige Fuß hat also ein vollkommen „geradegerichtetes Fersenbein", das aber die Neigung besitzt, bei einem dauernden Versagen des Spannapparates sich nach innen umzulegen. Im Kleinstmaße ist diese Umlegung nach innen auch beim haltungsrichtigen Fuße infolge des federnden Widerstandsvermögens der Spanner unter dem Einfluß der Belastung zu erkennen (vgl. die Untersuchungen von BAISCH über die elastische Deformation des belasteten Normalfußes).

Die Knickbereitschaft hilft zweierlei erkennen: Einmal die Tatsache, daß die Angehörigen der stehenden Berufe verhältnismäßig mehr von Fußdeformationen heimgesucht werden als die, die ihre Tätigkeit im Gehen ausüben. Neben physiologischen Gründen (vgl. Abschnitt VI B) ist hierfür die eigentümliche Lage der Belastungslinie ausschlaggebend: Die dauernde Belastung des Rückfußes führt zu einer dauernden Beanspruchung des Federungsvermögens des Spannapparates, wobei der Rückfuß infolge der Knickbereitschaft ein im oberen Teil nach innen zu verlagertes Fersenbein zeigt. Die chronische Überbeanspruchung der Spanner hat ihre Schwächung zur Folge, so daß der Rückfuß eine bleibende Knickstellung erfährt, deren Vergrößerung abhängig ist von einer fortschreitenden Leistungsunfähigkeit der Fußspanner, so daß sich allmählich die elastische Deformation zu einer plastischen wandelt.

Zum anderen vermag die Kenntnis von der Knickbereitschaft grundsätzlich den Blick für die Entstehung (Pathogenese) des Knickfußes zu weiten, zugleich aber auch zu einer terminologischen Klärung zu führen. *Man redet leichthin in der sich mit den Füßen abgebenden Praxis viel zuviel vom Plattfuß, vom Senkfuß, vom „durchgetretenen" Fuß, ohne daß mit diesen Ausdrücken die nötige Bezeichnungsgenauigkeit verbunden ist!* Ein *Senkfuß* ist nur dann vorhanden, wenn sich das Fersenbein mit seinem vorderen Ende fast ausschließlich in der Längsrichtung des Fußes absenkt, ohne eine seitliche Umlegung zu erfahren, ein Deformationsfall, der in reiner Form verhältnismäßig selten vorkommt. In solch einem Fall müßte der Fuß eine wesentliche Verlängerung erfahren, da ja dann das normalerweise nach vorn oben schräg aufgerichtete Fersenbein um den Drehungsbetrag die Knochen des Mittel- und Vorfußes in der Längsrichtung des Fußes verschieben würde. Derartige krankhafte Fußvergrößerungen in der

Längsrichtung sind nur ganz selten festzustellen. Vielmehr ist infolge der Knickbereitschaft die Deformation meistens primär gekennzeichnet durch ein Umlegen des oberen Fersenbeins nach innen, und zu dieser Verformungsbewegung tritt in den meisten Fällen noch eine leichte Senkung und eine Drehung (Torsion) des Fersenbeins.

Es ist dem genau prüfenden Fachmann bekannt, daß die meisten Fußdeformationen als *Knickfüße* (Pedes valgi) anzusprechen sind, und die Knickbereitschaft vermag diese Tatsache zu erklären. Gleichzeitig verweist sie auf die funktionelle Bedeutung des Rückfußes im mechanischen Sinne: *Der Rückfuß als der tragende Teil ist verantwortlich für die Gesamthaltung des Fußes, da an ihm die Last angreift und die übrigen Fußteile mit ihm durch den passiven Spannapparat sehr stramm verbunden sind.*

Bezüglich der Knickfußbildung müssen, bewegungsmechanisch betrachtet, grundsätzlich *zwei typische extreme Fälle* unterschieden werden:

Bei dem einen Deformationsvorgang bleibt der im mittleren Fersenbeinhöcker liegende Skelettauflagepunkt fest, und das Fersenbein kippt mit seinem oberen Teil nach innen, dabei Sprungbein, Schienbein und schließlich auch die Knochen des Mittelfußes mitziehend. Man kann diese Knickstellung deutlich an den Schwarzfärbungen der Strümpfe an den inneren Knöchelpartien, ferner an den häufig angerauhten Stellen am inneren Teil des Stiefelschaftes erkennen. Die Abnutzung des Absatzes zeigt sich, namentlich bei geradeaus gerichtetem Fuß, deutlich an der Innenseite, und der Schuh „gafft" am hinteren, oberen Außenrande.

Im anderen Falle bewirkt das die Knickbereitschaft darstellende Kräftepaar zudem ein *Wegrutschen der unteren Fersenbeinpartie auf ihrer gewebigen Unterlage nach außen.* Unter dem mittleren Fersenbeinhöcker lagert sich eine starke, häufig bis 20 mm starke Fleischschicht, bestehend aus dem von den Oberflächengeweben umschlossenen Fettpolster, in das zahlreiche senkrechte Fasern der großen Fußsohlenbinde ausstrahlen. In diesem Polster „schwimmt" gleichsam das Fußskelett, vor allem das Fersenbein. Infolgedessen ist bei Eintritt einer Knickdeformation eine Drehung des Fersenbeins um einen Punkt A (vgl. Abb. 17) derart möglich, daß der obere innere Teil nach innen wandert, der untere äußere nach außen rutscht. Dadurch wird die spezifische Bodenbelastung ebenfalls nach außen zu verlagert, und die von solchen Knickfüßen getragenen Schuhe zeigen eine starke Außenabnutzung an den Absätzen, die dann zu einem auswulstenden Heraustreten der Hinterkappe des Schuhes führt, der unter dem inneren Knöchel zu „gaffen" beginnt. Gleichzeitig treten an der Ferse am hinteren, äußeren Rande starke hornartige Verdickungen auf. Die Kenntnis von der Entstehung des Knickfußes möge zur Verurteilung der in der Praxis der Schuhreparatur in solchen Fällen häufig angewandten Maßnahmen führen, durch sog. *Knickfußkeile* „das Fersenbein" aufzurichten! Der Wunsch, mit einfachen Mitteln zu helfen, führt nur häufig zu einem weiteren „Abrutschen" des Fersenbeines. Daß ein hochgesprengter Schuh mit kleiner Absatzfläche die Knickbereitschaft fördert, braucht nicht bewiesen zu werden.

Die beiden genannten Deformationsendlagen stellen Grenzfälle dar, innerhalb deren die verschiedensten Variationen möglich sind.

Der tatsächliche Verlauf der Pronation des Rückfußes ist noch viel verwickelter, denn die bisherige Betrachtung bezog sich lediglich auf die Deformationsbewegung medialwärts. In Abb. 18 sind die Verhältnisse räumlich dargestellt:

Die Zeichnung gibt der Einfachheit halber nur das Rückfußskelett wieder. Es sind somit nach vorn zu die beiden im Rückfuß gelegenen Gelenkflächen des Chopart zu erkennen. Das Fersenbein liegt mit seinem inneren Höcker (Tub. med. calc.) auf der Auflage auf.

Der Rückfuß ist in ein räumliches Koordinatennetz derart gestellt, daß der Schnittpunkt O der Raumkoordinaten mit dem Tuber mediale zusammenfällt, die Koordinate X in Projektion auf die Auflagefläche durch die Mitte der dritten Zehe verläuft. Die beiden anderen Koordinaten stehen auf X senkrecht.

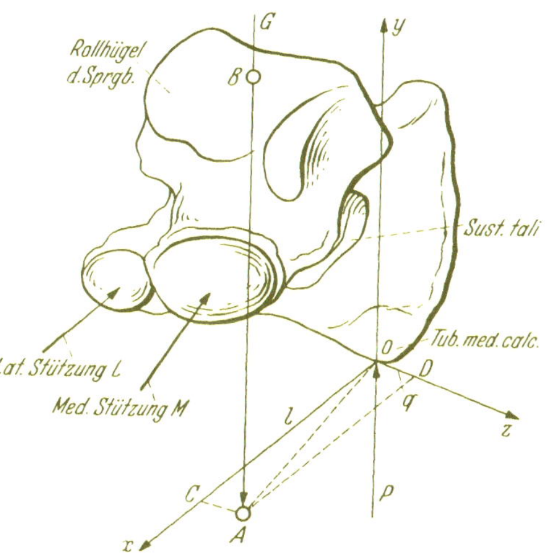

Abb. 18. Kräftepaar am Rückfuß.

Die in der Mitte des Rollhügels des Sprungbeins angreifende Belastungslinie G trifft die Auflageebene XOZ in A. Die Kraftlinie des von unten kommenden Bodenreaktionsdruckes, die Auflagelinie P, schneidet die Auflageebene in O. Somit bilden die Kräfte G und P ein räumlich gelagertes Kräftepaar mit dem Hebelarm AO. Seine Projektion auf OZ ergibt für die Ebene YOZ den Hebelarm OD, der in Abb. 17 mit q gekennzeichnet wurde. Dieser Hebelarm bedingt eben über das Kräftepaar des Belastungs- und Auflagedruckes in der Querebene YOZ die Knickbereitschaft des menschlichen Fußes.

Nun ist noch eine Projektion des Hebelarmes AO auf OX möglich: CO ist der in der Ebene YOX, also in der Längsebene, vorhandene Hebelarm des Kräftepaares, der bedeutend größer ist als der in der Querebene. Nun möge die Lage des Tub. med. calc. als fest angenommen sein, so daß am Fersenbein zwei statische Momente angreifen, wobei die Entfernung CO mi l, die OD mit q bezeichnet sein möge:

In der Längsrichtung: $G \cdot l$,

in der Querrichtung: $G \cdot q$.

Das *statische Moment*, hervorgerufen durch die Belastung, ist also *in der Längsrichtung infolge des hier wirkenden größeren Hebelarmes wesentlich größer als in der Querrichtung.* Trotzdem kommt es hier in den seltensten Fällen zu einer reinen Deformierung des Fersenbeins in seiner Längsrichtung, weil einmal die Verspannung des Skeletts in der Längsrichtung eine wesentlich größere ist als in der Querrichtung (vgl. Abschnitt V, 2), in der das an sich infolge des kleineren Hebelarms kleinere statische Moment angreift. Zum anderen empfängt der Rückfuß über den Mittelfuß von vorn her lateral und vor allem medial starke Stützkräfte L und M, die sich einer Auswirkung des statischen Längsmomentes nachdrücklich entgegenstemmen. Die Träger dieser Stützkräfte, die Vorfußknochen, sind distal, namentlich in der großen Fußsohlenbinde, so stark verankert, daß ein Wegrutschen in der Längsrichtung des Fußes nicht möglich ist. *Die Knickbereitschaft des Fußes stellt also tatsächlich eine eigentümliche Lagebeziehung zwischen Belastungslinie und Fersenbeinauflage dar, die sich lediglich in der Querrichtung auswirkt.*

Die Abb. 17 vermag aber auch die Abhängigkeit der gesamten Fußhaltung von der Stellung des Rückfußes, vor allem des Fersenbeins augenfällig zu machen. Der Rückfuß empfängt die Belastung, die er in seiner tiefsten Fersenbeinstelle, dem mittleren Fersenbeinhöcker, aufnimmt. Das dadurch entstehende statische Moment führt bei Versagen des Spannapparates primär zur Deformation des Rückfußes, von der dann sekundär die übrigen Fußteile infolge der innigen passiven Verbindung betroffen werden. Durch das Nachinnenlegen des kruralen Fersenbeinendes wandert die Belastungslinie immer weiter medialwärts, wodurch der erste Strahl einen größeren Stützdruck erhält, auf dem ein gesteigerter Bodendruck reagiert. Diese auf den inneren Ballen sich auswirkende Drucksteigerung führt zu einer Aufbiegung des ersten Strahls, einer allgemein unter dem Namen *Spreizfuß* bekannten Deformation. Da der Fuß plantigrad auftreten muß, kann es eine Spreizfußdeformation mit intaktem Rückfuß theoretisch nicht geben und wird auch in den seltensten Fällen praktisch zu beobachten sein. Selbst wenn tatsächlich ein Spreizfuß durch Aufbiegen des medialen und lateralen Strahls primär entsteht, was bei Damenfüßen, die auf hochgesprengtem Schuhwerk stehen, vereinzelt zu bemerken ist, muß zumindestens eine Tieferlegung des vorderen Fersenbeinteils erfolgen, wenn sie auch nur schwer festzustellen ist. *In keinem Falle entsteht aber ein Spreizfuß durch „Durchtreten" des vielfach nur in der Annahme vorhandenen vorderen Quergewölbes, sondern stets durch Aufbiegen der überbelasteten Randstrahlen.*

Aus der Verantwortung der Rückfußlage für die Gesamthaltung des Fußes ergibt sich das seine funktionellen Eigenheiten betonende Bestreben, in pathologischen Fällen durch Einwirkung auf den Rückfuß die Haltung des gesamten Fußes zu beeinflussen. Wissen und systematisch angewandte Erfahrungen haben heute bereits dazu geführt, Schuh und Einlage nach diesen Gesichtspunkten herzustellen, damit die physiologischen Schwierigkeiten zum Teil meisternd.

Die stützende Leistung der röhrenförmigen, also gegen Knickung besonders geschützten Vorfußknochen ist deutlich aus dem längsgerichteten Verlauf ihrer trajektoriellen Strukturen zu erkennen. Diese Druckspannungslinien setzen sich deutlich über die anschließenden Mittelfußknochen in ausgeprägten Zügen bis zum Fersenbein bzw. Sprungbein fort. Die Insubstantiierung dieser Druckrichtungen bedingt eine die äußere Form der Mittelfußknochen bestimmende Materialanhäufung nach allen Richtungen hin, die zu ihnen senkrecht stehen. Die Folge dieser funktionellen Entwicklung ist die Ausbildung von Gelenken im Mittelfuß, deren Hilfsebenen vornehmlich ungefähr senkrecht zur Auftrittsebene des Fußes und ungefähr parallel zu seiner Querrichtung stehen (vgl. Abb. 6). Die Beobachtung der Insubstantiierung der über der Auftrittsfläche bogenförmig sich wölbenden Druckverläufe vom Vorfuß über Mittelfuß zum Rückfuß muß einer grundsätzlichen Warnung gleichkommen, das Gewölbe „von unten her zu heben". Denn eine solche Maßnahme entspricht nicht dem natürlichen Verlauf der trajektoriellen Strukturen; zudem birgt sie die Gefahr in sich, daß die Gelenkflächen des Mittelfußes ihre natürliche Lagerung verlieren und gleichsam von unten her auseinandergesprengt werden.

Es zeigt sich also, daß der *Rückfuß über das Fersenbein im labilen Gleichgewicht gelagert ist.* Diese labile Teillagerung darf nicht mit der Haltung des gesamten Fußskeletts verwechselt werden, dessen einer Aufhängung im Spannapparat gleichkommende Lagerung mit einem stabilen Gleichgewichtszustand zu vergleichen ist. Die Labilität der Rückfußlagerung darf auch keineswegs zu einer Kritik der funktionellen Zweckmäßigkeitsbestrebungen des Naturschaffens führen. Unser Fuß wäre vollkommen stabil gelagert, wenn sein Fersenbein nach unten nicht mit einer eine beinahe punktförmige Auflage bildende Rundung abschließen, sondern eine allseitig breitausladende Platte bilden würde. In diesem Falle wäre zwar das Widerstandsvermögen des Fußes gegen ein Umlegen nach innen ein bedeutend größeres, da eine Knickfußbildung beinahe niemals eintreten könnte; gleichzeitig hätte aber der Fuß seine Fähigkeit, die auf ihn einwirkenden Drücke und Stöße elastisch abzufangen, verloren. Die labile Lagerung des Fersenbeins ist also eine funktionelle Notwendigkeit. Bei Anerkennung dieser Forderung bleibt die Klärung der Frage ohne Wert, warum die Belastungslinie nun gerade nach innen zu verlagert ist, denn die Labilität ist allein von dem gerundeten Abschluß des Fersenbeins abhängig und bliebe auch erhalten, wenn die Belastungslinie normal über dem Auflagepunkt oder nach außen zu verschoben liegen würde.

Die Knickbereitschaft muß bei der Betrachtung des Widerstandsvermögens des Fußes eine wichtige Rolle spielen. Ihre Vernachlässigung kann zu grundsätzlich falschen Maßnahmen hinsichtlich der Fußabstützung führen.

VIII. Das Schwingvermögen des Fußes.

Der Fuß als Werkzeug (Organ) für den Körper hat die Aufgabe, ausbalancierend und federnd die auf ihn einwirkenden statischen und dynamischen Kräfte aufzufangen. Es wäre vorstellbar, daß sich im Fuße ein einziges flächiges, auf Druck kaum elastisch reagierendes Stützgewebe befände, daß also unser Fuß einer starken, allseitig auf dem Boden liegenden Platte gliche. In diesem Falle wäre die Federungsmöglichkeit nur durch das unter dem Skelett liegende Weichteilpolster gegeben, und der Gang des Menschen würde einem Stapfen gleichkommen. Im Abschnitt II wurde bereits gezeigt, wie sich die Tatsache, daß sich die einzelnen Fußskeletteile nicht gewölbeförmig selbst tragen, als großer funktioneller Vorteil auswirkt: Nur durch die elastische Verschiebung der gegenseitigen Lagebeziehungen der Skeletteile ist überhaupt erst eine Federung möglich, soweit diese von den druckfesten Teilen abhängt. Selbstverständlich wird diese *Puffertätigkeit des Fußes* durch die in den Gelenkkammern gelagerten Knorpelschichten sowie durch die große Fußsohlenbinde mit der von ihr umklammerten Fettschicht begünstigt.

Es wurde dargestellt, wie die spannenden Gewebe das Skelettgerüst zusammenhalten. Unter dem Einfluß der Last erfahren die passiven Spanner eine Dehnung, deren Grad verschieden und abhängig von der in einer Gelenkkammer gegebenen Bewegungsmöglichkeit ist, sowie von der Menge der in den

Geweben gelagerten elastischen Fasern. Der Bewegungsumfang ist in den Rückfußgelenken ein verhältnismäßig großer, vor allem in einer Ebene, die auf der Auftrittsfläche senkrecht steht: Dorsal- und Plantarflexion (Fußrückenwärtsbeugung und Fußsohlenwärtsstreckung) weisen größere Ausschläge auf als die in den 4 Kammern des unteren Sprunggelenkes ermöglichte Adduktion und Abduktion (Heran- und Wegführung) des Fußes. Die zwischen dem Chopart und den Zehengrundgelenken liegenden gelenkigen Verbindungen des Mittelfußes sind durch passive Spanner so fest verbunden, daß sie, namentlich im Lisfranc, häufig den Charakter einer Hafte (Synarthrose) besitzen.

Den größten Anteil an der Zusammenpressung der Fußskeletteile haben die aktiven Spanner infolge ihrer großen funktionellen Leistungsfähigkeit. Die Fußmuskulatur ist meistens *mehrgelenkig* gespannt; infolgedessen wirken sich die kräftigen Gelenkkomponenten der einzelnen Muskelzüge über große Strecken des Fußskeletts aus, die einzelnen Abschnitte fest zusammenpressend.

Muskel und Sehne sind nur geringe Elastizität aufweisende Gewebe. Dabei ist unter *Elastizität* eines Gewebes die Eigenschaft zu verstehen, äußeren Kräften, die seine Gestalt zu verändern suchen, innere Kräfte entgegenzusetzen, welche die Wiederherstellung des natürlichen Zustandes anstreben. Der einer Federung gleichkommende Erfolg muß demnach beim Muskel seiner Kontraktionsfähigkeit zugeschrieben werden. Unter dem Einfluß der statischen und dynamischen Kräfte wird die Muskelspannung ausgelöst; die passiven Spanner geben in den gelenkigen Verbindungen etwas nach, und diese elastische Deformation wird durch verschiedene Hemmungen (Knochen, Bänder), zudem vor allem durch die Gelenkkomponenten der Muskelkräfte begrenzt. Es findet also bei Gang ein *dauernder Wechsel von isometrischen und isotonischen Kontraktionen* statt, und dieser meistens rhythmisch aufeinanderfolgende Wechsel von Anschwellen und Abklingen der Reize verschiedener Qualität stellt einen schwingenden Ablauf dar, dessen ernährungsfördernder Reiz auf die Gewebebildung im hyperplastischen bzw. hypertrophischen Sinne wirkt. Bei einem im Stand belasteten Fuß wird bei absoluter Ruhestellung die anfänglich isotonische Kontraktion in eine isometrische verwandelt, bei der keine äußere Arbeit im mechanischen Sinne verrichtet wird, da keine Hubarbeit vorliegt. Bei dieser Tätigkeit des tetanischen, einer Last elastisch das gleichsam stabile Gleichgewicht haltenden Muskels wird die erzeugte Energie zum großen Teil in Wärme verwandelt. Für derartige Muskelleistungen ist in nicht einwandfreier Weise die Bezeichnung „*statische Arbeit*" geprägt; der Ausdruck ist insofern irreführend, als sich ja der Begriff Arbeit darstellt als das Produkt aus Kraft mal Weg, und bei der isometrischen Kontraktion findet eben kein Hub statt, der Wegfaktor der Arbeitsgleichung entfällt also.

Der Wegfall eines ausgesprochenen Wechsels von Belastung und Entlastung mindert die Wirkung des formgebenden Reizes. Außer physiologischen Gründen ist diese Tatsache eine Erklärung dafür, daß die stehenden Berufe in starkem Maße von Fußkrankheiten befallen sind, denn das Leistungsvermögen des kontrahierenden Muskels wächst zwar bis zu einer bestimmten Grenze, nimmt aber dann bei weiterer Belastungssteigerung rasch ab. Eine solche Belastungssteigerung wird erreicht durch Vergrößerung der angreifenden Kräfte oder aber durch dauernden Einfluß gleichbleibender Kräfte. Das Absinken des Spannvermögens des Muskels läßt eine elastische Verformung der verspannten Skeletteile nicht mehr zu, vielmehr tritt bis zur Erreichung eines neuen, labilen Gleichgewichtszustandes eine bleibende (plastische) Deformation in der Lagebeziehung der Knochen ein. Eine plastische Verformung ist aber stets das Kennzeichen pathologischer Erscheinungen.

Auf die einwirkenden Belastungen reagiert also der Fuß in seiner Gesamtheit vollkommen elastisch durch das Federungsvermögen der passiven Spanner und durch die Kontraktionsfähigkeit der Muskulatur. Die Abb. 19 zeigt in schematischer Vereinfachung diese Verhältnisse: Unterschenkel, Rückfuß und Mittelfuß mit Vorfuß sind zu 3 Stäben zusammengeschrumpft gedacht, die bei ihrem Zusammenstoß gelenkig miteinander verbunden sind. Beim Aufsetzen auf den Tisch werden diese 3 Stäbe ohne weiteres auseinandergleiten, da sie gegeneinander keinerlei Halt besitzen. Werden aber die 3 Streben untereinander mit Zugfedern verbunden, so ist ihr Zusammenhalt gewährleistet, und darüber hinaus vermögen sie eine Last L zu tragen, deren Größe den Grad der elastischen Dehnung der Federn bewirkt. Die aufzunehmende Last L kann um so größer gewählt werden, je geringer der Federungsgrad der Zugfedern ist. Das Aufsetzen eines Gewichtes auf dieses Modell bewirkt eine Spreizung der unteren Stäbe, die um so kleiner ausfallen wird, je größer die Spannkraft der Federn ist. Das Auffangen der Last geschieht also nicht durch ein starres Gebilde, vielmehr durch ein federndes Aggregat.

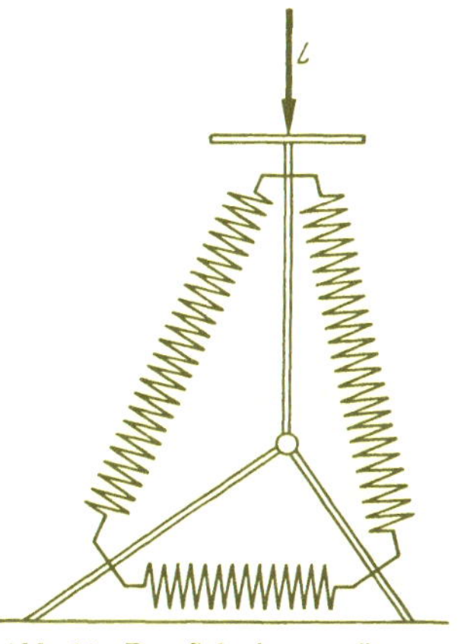

Abb. 19. Das Schwingvermögen.

Ähnlich müssen die Federungsverhältnisse am Fuß in ihrer Gesamtwirkung betrachtet werden: Die eingeleiteten Belastungen teilen sich dem Skelett mit und haben das Bestreben, dieses in den gelenkigen Verbindungen zu treffen. Dabei muß der durch die passiven Spanner gegebene Zusammenhalt überwunden werden. Gleichzeitig sorgt aber die große Summe der Gelenkkomponenten unserer Fußmuskeln dafür, daß der durch die Federung bedingte Ausschlag der einzelnen Fußknochen in Grenzen bleibt, die ihr Zurückkehren in die normale Lage nach dem Wegfall der Belastungen ermöglichen.

Der Fuß besitzt also ein ausgesprochen dynamisches Widerstandsvermögen. Passive und aktive Spanner sind bestrebt, die einzelnen Knochen festestmöglich aneinander zu pressen. Die Dynamik des Widerstandes ist gleichzusetzen einem Schwingvorgang: Wie eine Feder unter dem Einfluß der Belastung eine elastische Formänderung erleidet, nach dem Aufhören der einwirkenden Kraft aber wieder in ihre Ruhelage zurückkehrt, so schwingen gleichsam auch die einzelnen Fußteile bei einwirkenden Kräften aus ihrer Ruhelage heraus, in die sie bei Fortfall der Krafteinwirkung normalerweise zurückkehren. *In dem Begriff des Schwingvermögens liegt also grundsätzlich die funktionelle Leistungsfähigkeit des Fußes, bedingt durch die Arbeit der passiven und aktiven Spanner, entwickelt.*

Die Störung des Schwingvermögens ist gleichzusetzen dem Nachlassen der zusammenhaltenden Kräfte im Spannapparat. Zunächst wird, wenn ein Teil des Spannapparates nicht mehr voll leistungsfähig ist, eine entsprechende andere Gruppe von Spannern eine zusätzliche und ausgleichende Leistung vollbringen. Es kann also zu einer Überbeanspruchung von Spannerpartien, namentlich von Muskeln kommen, die sich häufig in starken Schmerzen äußert, da es sich um eine anomale Dehnung und damit um eine anomale Reizung der die Gewebe versorgenden Nervenfasern handelt. *Diese Grenzlage, einem labilen Gleichgewichtszustand ähnelnd, ist das funktionelle Charakteristikum der Fußschwäche* (Insufficientia pedis). Eine solche Kennzeichnung läßt den Wert der Pflege eines schwachen Fußes betonen: Durch geeignete gymnastische Maßnahmen kann der aktive Spannapparat so gekräftigt werden, daß er die infolge des Ausfalls einzelner Spanner, vor allem im passiven Spannapparat, sich nötig machende dauernde zusätzliche Arbeit verrichten kann. Ein schwacher Fuß braucht also durchaus noch nicht die Wandlung zu einem deformierten zu erfahren, und die Notwendigkeit einer systematischen Fußpflege muß vor allem für den sich noch entwickelnden Kinderfuß erkannt sein.

Erst wenn die Spanner ihre eigene bzw. zusätzliche aktive und passive Arbeit nicht mehr in vollem Umfange verrichten können, ist eine Deformation möglich, die also stets nur nach vorangegangener Fußschwäche eintreten kann. Durch die Verlagerung einzelner Knochen gegeneinander wird teilweise das Schwingvermögen herabgesetzt. Besonders nachhaltig wirkt sich diese Herabsetzung aus, wenn das Auseinandergleiten benachbarter Knochen so stark erfolgt ist, daß die freistehenden Knorpelschichten zu verkalken und zu wuchern beginnen, dabei die Gelenke gleichsam verriegelnd. Deratige Vorgänge können zu einem vollkommenen Verlust des Schwingvermögens führen, und der Fall der Großzehenschiefstellung (Hallux valgus) und des versteiften Plattfußes mögen diese Behauptungen belegen.

Durch eingehende Untersuchungen hat BAISCH die Größe dieser schwingenden Ausschläge festgestellt; sie erreichen an manchen Skeletstellen bis zu 5 mm. An der Schwingung sind die beiden Teile des haltungsrichtigen Rückfußes insofern nicht beteiligt, als sie zwar geschlossen ihre Ruhestellung elastisch verändern, die gegenseitige Lagebeziehung aber keine federnde Verformung erfährt. Diese funktionelle Beziehung kann zur Feststellung der Haltungsrichtigkeit eines Fußes herangezogen werden.

Die BAISCHschen Untersuchungsergebnisse stehen nur scheinbar im Widerspruch zu den Angaben von BRAUS, der feststellt, daß der belastete Fuß bei vielen Individuen schmäler und kürzer wird. Der Unterschied in den Beobachtungen wird damit zu erklären sein, daß BAISCH Aufnahmen von Füßen gewonnen hat, die auf die Belastung spontan reagierten, während wohl BRAUS Füße zum Vergleich heranzog, die im Belastungszustand eine willkürlich gewählte Stellung einnahmen, deren aktiver Spannapparat also einen willkürlichen Tonus äußerte. Denn der belastete haltungsrichtige Fuß hat jederzeit die Möglichkeit, durch willkürliche Auslösung zusätzlicher Spannungen in den das Skelett durchflechtenden Muskeln eine Gewölbehebung und damit eine Verkürzung in allen Dimensionen zu erfahren.

Soll also die Haltungsrichtigkeit eines Fußes angestrebt werden, so ist Sorge zu tragen, daß seine Bekleidung nicht nach anatomischen, sondern nach funktionellen Gesichtspunkten gewählt wird. Diese Maßnahme sei in der Forderung verdichtet: *Bekleidet den Fuß so, daß sein Schwingvermögen nicht behindert wird!*

Das Schwingvermögen des Fußes kennzeichnet einmal die federnde Art seines Widerstandes, und zum anderen ist seine dauernde und periodische Auslösung nötig, damit die Gewebe die nötigen formgebenden Reize empfangen. Wir zivilisierten Menschen stehen heute leider noch viel zu sehr unter dem Einfluß der modischen Forderungen, als daß wir dem die Leistungsfähigkeit steigernden Schwingvermögen des bekleideten Fußes vollkommen Rechnung tragen würden. Nur eine zielstrebige und weitgreifende Aufklärung vermag diesen Zwang zu lösen.

IX. Die Wirkungsfelder des Spannapparates.

Die anatomische Betrachtung der inneren Strukturen der Spanner zeigte einen ausgesprochenen Verlauf der Sehnenzüge bzw. Muskeln in der Längsrichtung des Fußes. Ebenso sind die Fasern der passiven Spanner in weitaus größter Masse ungefähr längsgerichtet; diese Faserorganisierung ist bedingt durch die Beständigkeit der Zugrichtung.

Infolgedessen sind auch die *Kraftlinien der aktiven Fußspanner vornehmlich längsgerichtet,* und die Richtung des maximalen passiven Widerstandes durch Bänder und Binden ist auch vornehmlich längs orientiert.

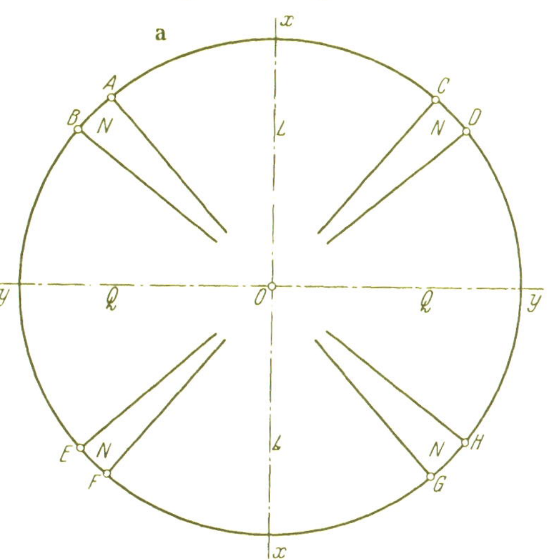

Abb. 20. Das Wirkungsfeldschaubild.

Damit die Auswirkung dieser eigentümlichen Lagebeziehungen der Spanner auch funktionell im Hinblick auf das Widerstandsvermögen des Fußes in ihrer Gesamtheit erfaßt werden kann, möge der Begriff des *Wirkungsfeldes* eingeführt werden. *Unter Wirkungsfeld ist eine Fläche zu verstehen, innerhalb der, auf sie projiziert, eine Gruppe von Kraftlinien ungefähr die gleiche Wirkung auf ein Gewebe ausübt.* Seine Begrenzung erfährt das Wirkungsfeld durch die Aufteilung einer Ebene, am zweckmäßigsten der Zeichnungsebene, in einzelne Abschnitte, die den Hauptdimensionen des Organs, im vorliegenden Fall des Fußes, entsprechen.

Die Abb. 20 stellt die Einteilung der Zeichnungsebene in verschiedenen Wirkungsfeldern dar: xx entspricht einer Längsrichtung des Fußes, yy einer senkrecht zu xx verlaufenden Querrichtung. Vom Schnittpunkt O dieser Koordinaten sind nun willkürlich Strahlen unter folgenden Winkeln zu den Koordinaten gezogen:

OA bildet mit xx einen Winkel von 40°.

OB bildet mit yy einen Winkel von 40°.

Da xx senkrecht auf yy steht, zeigt Winkel AOB 10°. Bei entsprechend verlängerten Winkelstrahlen ergeben sich somit für Winkel AOC, DOH, GOF

und EOB je 80°. In jedem Quadranten bleibt ein schmaler Sektor von je 10° übrig.

Dadurch ist die Ebene in 8 Sektoren eingeteilt; 4 mit je einem Winkel von 80° und 4 mit je einem Winkel von 10°.

Nun sollen die von der xx-Achse durchschnittenen Sektoren AOC und GOF als *Längswirkungsfelder L*, die von der yy-Achse durchschnittenen Sektoren als *Querwirkungsfelder Q* gekennzeichnet sein. Die dazwischen liegenden schmalen Sektoren mögen *neutrale Felder N* genannt werden. Alle 4 Quadranten zusammen ergeben das *Wirkungsfeldschaubild.*

Es ist möglich, dieses Wirkungsfelddiagramm an jeden Muskelinsertionspunkt unter Beachtung der in Abschnitt IV aufgezeichneten Voraussetzungen anzulegen und zu ermitteln, in welchem Kraftwirkungsfeld die Kraftlinien des Muskels- bzw. Sehnenzuges vornehmlich liegen.

Die Wahl der *Sektorenwinkel* bedarf noch einer Erläuterung: In Abb. 21 sei A ein Insertionspunkt, durch den die Kraftlinie AZ eines Sehnenzuges verlaufe. A befinde sich an einem beweglichen Skelettteil, das über die Gelenkfläche FF seinen benachbarten Knochen berühre. Der Muskelzug AZ wird nun, sofern er sich nicht senkrecht zur Gelenkfläche auswirkt, zwei Teilkräfte bilden: Eine senkrecht zur Gelenkfläche gerichtete Druckkraft AG, eben die Gelenkkomponente, und eine in der Gelenkfläche liegende Schubteilkraft AS. Dabei ist $AG = AZ \cos \alpha$. Die beiden Komponenten werden mit $AZ \cos \alpha$ erst gleichgroß bei $\alpha = 45°$. Bleibt $\alpha < 45°$, so ist der Normaldruck auf die Gelenkfläche stets größer als die Schubkraft; wird $\alpha > 45°$, so wird die Schubkraft größer als die Normalkraft.

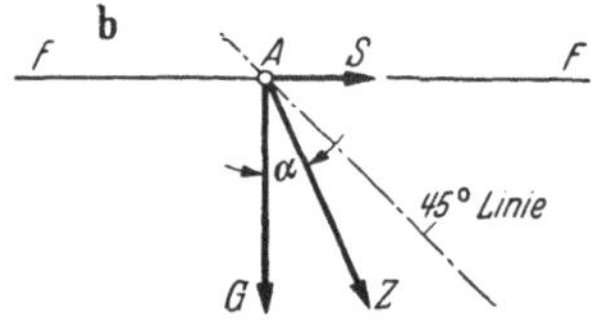

Abb. 21. Das Wirkungsfeldschaubild.

Die Muskelzugkraft AZ wird also bei schrägem Verlauf zur Gelenkfläche sich vornehmlich in der Richtung der Druckkomponenten auswirken, solange α unter 45° bleibt. Man kann also in diesem Falle von einer ausgesprochenen Längsrichtung der Muskelkraft sprechen. Wächst α über 45°, so wird die senkrecht, also quer zur Druckkomponente verlaufende Schubkraft die Hauptwirkung des resultierenden Muskelzuges darstellen; die Muskelkraft wirkt sich in diesem Falle vornehmlich in der Querrichtung aus. Unter Einbeziehung der oben gewählten Ausdrücke kann also gefolgert werden:

Setzt ein Muskel so am bewegten Skeletteil an, daß seine Kraftlinie gegenüber der zwischen ihm und den benachbarten Knochen liegenden Gelenkfläche einen unter 45° bleibenden Winkel bildet, so ist sein Wirkungsfeld, bei entsprechender Projektion der Kräfte auf die Zeichnungsebene, längsgerichtet. Wächst der Winkel über 45°, so ist das Wirkungsfeld des Muskels quergerichtet.

Die Aufteilung der Zeichnungsebene in je 45° betragende Sektoren wäre somit theoretisch gerechtfertigt. Nun ist aber der Verlauf der Sehnen bzw. ihrer Mittellinien nicht eindeutig festzulegen. Noch schwieriger und ungenauer gestaltet sich, wie bei den kurzen Fußmuskeln, die Ermittlung einer der Kraftlinie gleichzusetzenden Mittellinie. Ferner erfahren die die Sehnen der Fußmuskeln in ihrer Richtung haltenden Bänder (Ligg. vaginalia, laciniatum, cruciatum, transversum cruris u. a.) bei der Kontraktion der Muskeln Dehnungen, die ein Ausweichen der Sehnen zur Folge haben. Diese Lageveränderung ist einer Verschiebung der Kraftlinien gleichzusetzen, deren Größe aus der anatomischen Betrachtung eines Fußpräparates nicht ermittelt werden kann. Es ist deshalb zweckmäßig, dem Wirkungsfelddiagramm noch ausgleichende „Puffer“ einzufügen, die in den neutralen Feldern zu erblicken sind. Eine durch ein neutrales Wirkungsfeld verlaufende Kraftlinie läßt also keine klare Deutung hinsichtlich einer ausgesprochenen Längs- oder Querrichtung ihrer Wirkung zu.

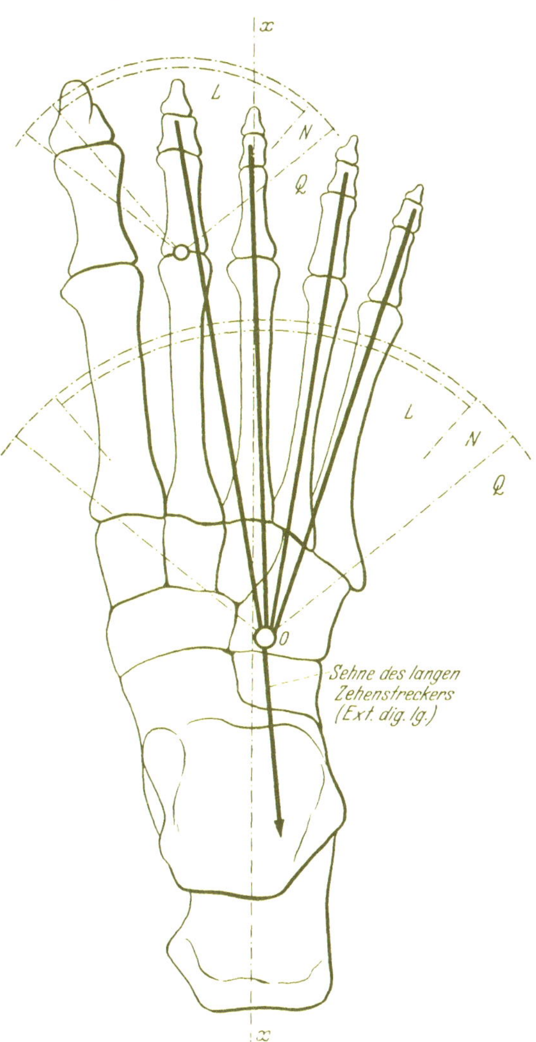

Abb. 22. Zwei Wirkungsfelder des langen Zehenstreckers.

Das in der schematischen Darstellung der Abb. 22 festgehaltene *Beispiel des langen Zehenstreckers* (M. extensor digit. long. communis) möge die grundsätzliche Ermittelung des Wirkungsfeldes wiedergeben, und zwar für den haltungsrichtigen Fuß: Die vor der Knöchelpartie nach vorn zu abgewinkelte Sehne spaltet sich unter dem Kreuzband in 4 Zipfel, deren Enden am Ansatz in den Dorsalaponeurosen der 2. bis 5. Zehen liegen. Die Längsrichtung des Fußes sei durch eine Linie xx in der Projektion auf die Zeichnungsebene dargestellt, die durch den mittleren Fersenbeinhöcker und die 3. Zehe verläuft.

Das *Wirkungsfelddiagramm* wird zweckmäßig auf eine durchsichtige Scheibe aufgezeichnet und dann auf die Darstellung des Fußpräparates aufgelegt. Dabei wird die xx-Achse des Diagramms mit der Längsachse xx des Fußes zur Deckung gebracht, ihr Achsenschnittpunkt O an die Stelle, deren Kraftlinienverlauf ermittelt werden soll. Im vorliegenden Beispiel ist der Rahmen des Wirkungsfelddiagramms so eingetragen, daß sein Mittelpunkt O mit dem Spaltungspunkt der Sehne des langen Zehenstreckers zusammenfällt. Das Wirkungsfeld dieses Muskels erstreckt sich im Mittelfußgebiet also ausgesprochen in der Längsrichtung.

In ähnlicher Weise können die Wirkungsfelder sämtlicher Sehnenzüge bzw. ihrer Kraftlinien ermittelt werden, in dem der Diagrammittelpunkt O jeweils mit dem Ausgangspunkt des entsprechenden Sehnenabschnittes zur Deckung gebracht und die xx-Linie parallel zur projizierten Längslinie des Fußes geführt wird. Im vorliegenden Beispiel könnten auf die angegebene Weise die Diagramme in den einzelnen Zehengrundgelenken aufgelegt werden, wie die Abb. 22 im Grundgelenk der 2. Zehe darlegt. Auch hier läßt sich wiederum das eindeutig längsgerichtete Wirkungsfeld ermitteln.

Eine in Tabelle 2 zusammengefaßte Aufstellung der Fußmuskeln soll nun einen Überblick über die Wirkungsfelder ihrer Sehnenenden verschaffen. Der Kraftlinienverlauf der zwischen Ende und Muskelschwanz liegenden Sehnenstrecken kann auf gleiche Weise untersucht werden, sofern eine Abwinkelung der Sehnen bzw. ihrer Kraftlinien durch Scheidenbänder erfolgt (vgl. das Beispiel der Abb. 11). In der Spalte „Wirkungsfeld" (W. F.) deutet ein *L* auf eine ausgesprochene Längsrichtung hin, *Q* auf die senkrecht zu ihr verlaufende Querrichtung, während die in die neutralen Felder fallenden Kraftlinien mit *N* angegeben sind. In der Tabelle 2 sind die Kraftlinien auf die Auftrittsebene des Fußes projiziert gedacht.

Tabelle 2. Übersicht über die Wirkungsfelder der Fußmuskulatur.

	A. Lange Fußmuskulatur.	W. F.
Vorderer Schienbeinmuskel	M. tibialis anterior	*L*
Langer Zehenstrecker	M. extens. digit. lg.	*L*
Langer Großzehenstrecker	M. extens. hallucis lg.	*L*
Langer Wadenbeinmuskel	M. peronaeus lg.	*Q*
Dritter Wadenbeinmuskel	M. peronaeus tertius	*N*
Kurzer Wadenbeinmuskel	M. peronaeus brevis	*L*
Hinterer Schienbeinmuskel	M. tibialis posterior	*L*
Langer Großzehenbeuger	M. flexor hallucis lg.	*L*
Langer Zehenbeuger	M. flexor digit. lg..	*L*
Schollenmuskel, Zwillingsmuskel	M. triceps surae	*L*
Plantarmuskel	M. plantaris	*L*
	B. Kurze Fußmuskeln.	
Kurzer Zehenstrecker	M. extens. digit. br.	*L*
Kurzer Großzehenstrecker	M. extens. hallucis br.	*L*
Lumbricalmuskeln	Mm. lumbricales	*L*
Quadratischer Muskel	M. quadratus	*L*
Zwischenknochenmuskeln	Mm. interossei plant. et. dors.	*L*
Kurzer Zehenbeuger	M. flexor digit. br.	*L*
Kleinzehengegenmuskel	M. opponens digit. V.	*L*
Kurzer Kleinzehenbeuger	M. flexor digit. V. br.	*L*
Kleinzehenwegzieher	M. abductor digit. V.	*L*
Großzehenheranführer	M. adductor hallucis	
	caput obliquum	*L*
	caput transversum	*Q*
Kurzer Großzehenbeuger	M. flexor hallucis br.	*L*
Großzehenwegzieher	M. abductor hallucis	*L*

Die Übersicht lehrt, daß die Wirkungsfelder der einzelnen Muskeln in überwiegender Weise durch die Längsrichtung des Fußes bestimmt werden. Da der Muskulatur hauptsächlich die verspannende Wirkung gegenüber dem Fußskelett zugesprochen werden muß, ist aus der eigenartigen Lage des aktiven Spannapparates zu schließen, *daß das Widerstandsvermögen des Fußes in seiner Längsrichtung bedeutend größer ist als in seiner Querrichtung.*

Das gleiche Ergebnis entsteht, wenn der Fuß von der Seite her betrachtet wird, die Projektionen der Kraftlinien also auf eine zur Auftrittsebene des Fußes senkrecht stehende Zeichnungsebene fallen. Für diese Betrachtungsweise wird sich die Bezeichnung „Querfeld“ in „*Höhenfeld*“ wandeln, und auch hier lehrt die einfach unter gleichen Voraussetzungen durchzuführende Untersuchung die Überlegenheit der längsgerichteten Wirkungsfelder, soweit es sich um Mittel- und Vorfuß handelt. In Höhenfelder fallen lediglich die vom Unterschenkel ziehenden Muskelzüge, soweit das Gebiet oberhalb der Abwinklung in der Knöchelgabel betrachtet wird. Wadenmuskel und Plantaris sind ausgesprochene Höhenfeldspanner in ihrer waagerechten Projektion; in senkrechter Projektion fallen die Kraftlinien dieser beiden Rückfußmuskeln nur in das Längswirkungsfeld.

In Übereinstimmung mit dem vornehmlich längsgerichteten Kraftlinienverlauf der Muskeln befinden sich die passiven Spanner mit ihren funktionellen Faserstrukturen. Durch diesen Gleichlauf erhöht sich die Bedeutung der vornehmlich längsgerichteten Wirkung des Spannapparates im Fuß.

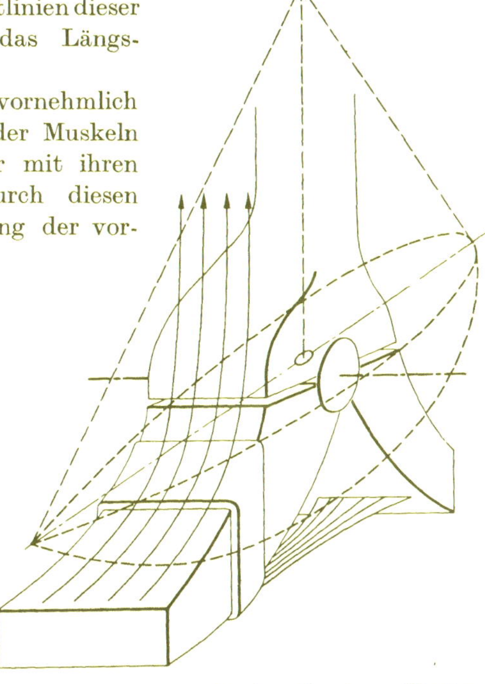

Abb. 23. Die erweiterte Mastbaumtheorie von MORTON.

Diese funktionellen Erkenntnisse vermögen in Verbindung mit der Tatsache des Fehlens von Muskelinsertionen am Sprungbein und der Knickbereitschaft wertvolle *Hinweise auf die Ausgestaltung einer zweckmäßigen Lagerung des bekleideten Fußes zu geben:* Der ernährende und formgebende Reiz vor allem gegenüber dem aktiven Spannapparat wird erhöht, wenn die einzelnen Fußmuskelgruppen auch im Schuhwerk die Möglichkeit besitzen, ihre im Kontraktionsvermögen liegenden Hubkräfte voll zur Auswirkung zu bringen. Das ist aber nur möglich, wenn die zu bewegenden Skeletteile größtmögliche Bewegungsausschläge erhalten. Die Bestrebungen, ein „*fußbewegliches*“ *Schuhwerk* zu schaffen, sind deshalb grunsätzlich richtig. Sie müssen sich aber vor allem in einer *strahlengeraden Lagerungsmöglichkeit des Vorfußes* auswirken, damit die für die Haltungsrichtigkeit des Fußes wertvolle Kräfte freimachende Zehenmuskulatur keiner Einengung unterworfen und damit physiologischen und mechanischen Nachteilen ausgesetzt wird. Die weiter unten zu besprechende Schuhgelenkfrage besitzt dagegen nur sekundäre Bedeutung.

Schließlich möge ein Vergleich die eigenartige Ausbildung des Fußwiderstandes augenfällig machen: MORTON stellt fest: „Die Muskeln an den beiden Seiten der Knöchel sind tätig wie an einem Schiffsmast; die Aufgabe dieser Stützen ist es, den Mast in einer bestimmten Stellung zum Schiffsrumpf zu halten usw.“ Diese Andeutung kann eine das Widerstandsvermögen noch deutlicher kennzeichnende Weitung erfahren (vgl. Abb. 23): Der Vor- und Mittelfuß sind hier als zwei Platten zu erkennen, die an ihren zusammenstoßenden Enden durch einen kräftigen Gummischlauch elastisch verbunden werden. Das hintere obere Ende der Mittelplatte bildet für eine Rolle, deren Achse quergelagert ist, ein pfannenförmiges Lager. Nach hinten zu fällt eine dem Fersenbein entsprechende Platte ab, deren oberes Ende ebenfalls an der Rollenlagerung beteiligt ist. Dem Schiffsmast gleicht die auf der Rolle sitzende Säule, deren vertikale Mittellinie etwas nach innen zu verschoben ist. Stellt man sich die Platten als einen Schiffsrumpf vor, so hat man den MORTONschen Gedanken in Erweiterung verwirklicht. An dem Modell sind nun symbolisch die Verspannungen angedeutet, die überall in der Längsrichtung verlaufen. In dieser gedrängten und augenfälligen Darstellung, die, zwar vereinfacht, das Wesentliche wirklichkeitsgetreu wiedergibt, ist das Widerstandsvermögen in der Längsrichtung klar zum Ausdruck gebracht: Bei Belastung ist der Apparat kaum durchzudrücken, dagegen sehr leicht nach innen zu umzuwerfen.

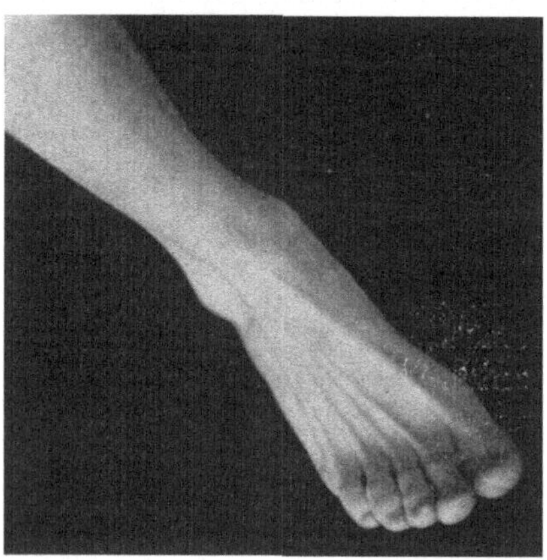

Abb. 24.

Ein Schiffsmast kann trotz einer vollkommenen Längsverspannung verhältnismäßig leicht zur Seite umgeworfen werden, wenn er nicht auch senkrecht zur Längsrichtung, also quer durch Taue gehalten wird. Noch sinnfälliger offenbart sich die Eigenart des längsverspannten Fußes bei dem bereits in Abschnitt VI durchgeführten Vergleich mit einer Stehleiter: Ihre beiden Schenkel werden einem Auseinandergleiten um so größeren Widerstand entgegensetzen, je fester und straffer die zwischen ihnen angebrachte Verspannung ist. Eine solche Maßnahme bringt aber keinen erhöhten Schutz gegen ein seitliches Umwerfen der Stehleiter.

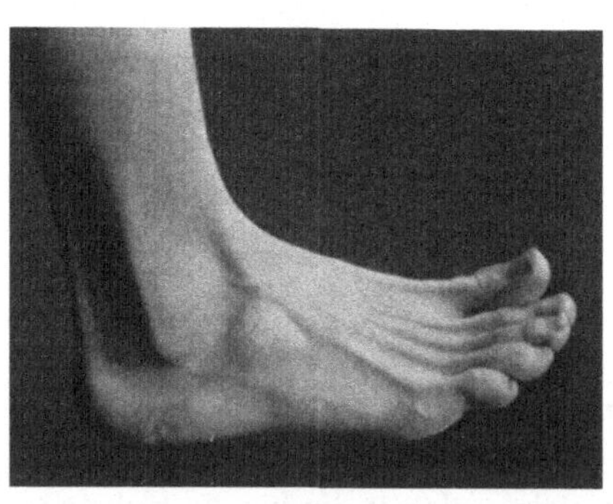

Abb. 25.

Die Längslagerung der Muskelspannungen ist stammesgeschichtlich zu erklären: Unser jetziger *Geh- bzw. Standfuß* hat sich aus einem *Greif- bzw. Kletterfuß* entwickelt, dessen Großzehe opponiert werden konnte, wie es heute noch bei den Anthropomorphen der Fall ist. Der größere, durch die Auslösung anderer Funktionen gegebene Bewegungsausschlag ermöglichte einen umklammernden Schluß zwischen großer Zehe und den übrigen Zehen. Diese Funktionsgestaltung mußte zu einer Spannung der Muskulatur führen, die in der Querrichtung des Organs eine kräftige Ausbildung vermissen ließ. Die Umwandlung zum Geh- und Stehfuß ist charakterisiert vor allem in dem Verlust der Opponierbarkeit der großen Zehe zugunsten der durch die Funktionsänderung bedingten Aufrichtung des Fersenbeines und damit der ausgesprochenen medialen Gewölbebildung.

Die in den Abb. 24 und 25 wiedergegebenen Füße zeigen bei gestreckten (dorsalflektierten) Zehen augenfällig die längs strahlenden Wirkungsfelder der langen Zehenstrecker.

X. Zusammenfassung.

Die Ergebnisse der qualitativen Untersuchung des Fußwiderstandes lassen sich in folgende Sätze zusammendrängen:

1. Die Hauptfunktionen des Rück-, Mittel- und Vorfußes sind gekennzeichnet durch Tragen, Federn und Stützen.

2. Das Widerstandsvermögen des Fußes ist nicht bedingt durch die Festigkeit des normalerweise keiner Maximalspannung ausgesetzten Skelettes, sondern durch die elastische Deformationsarbeit des Spannapparates.

3. Ein Fuß ist dann als normal anzusprechen, wenn er haltungsrichtig dauernde Stand- und Marschleistungen ohne bleibende Ermüdungserscheinungen oder Schmerzäußerungen zu vollbringen befähigt ist.

4. Die volle Leistungsfähigkeit des Fußes ist primär nur durch das Widerstandsvermögen seines Spannapparates gekennzeichnet. Die Haltung der Skeletteile ist von sekundärer Bedeutung.

5. Das Widerstandsvermögen des Fußes wirkt sich nicht starr, sondern federnd aus.

6. Der im Fuß liegende federnde Widerstand wird vornehmlich durch die Fußmuskulatur aufgebracht.

7. Das Schwingvermögen des haltungsrichtigen Fußes entspricht der Federung eines im stabilen Gleichgewichtszustand befindlichen Körpers.

8. Fußschwäche sowie plastische Deformationen des Fußes kommen dem Übergang in einen labilen Gleichgewichtszustand gleich und sind nur möglich bei einer dauernden Leistungsminderung des Spannapparates.

9. Die über Schienbein, Sprungbein und Fersenbein verlaufende Belastungslinie des Fußes ist gegenüber dem plantaren Auflagepunkt des Fersenbeines medialwärts leicht verschoben (Knickbereitschaft).

10. Verantwortlich für die Gesamthaltung des Fußes ist die Stellung des Rückfußes als Tragteil.

11. Der aktive Spannapparat besitzt fast ausschließlich in der Längsrichtung des Fußes ausstrahlende Wirkungsfelder.

12. Das Widerstandsvermögen ist in der Längsrichtung des Fußes in weitaus stärkerem Maße ausgeprägt als in seiner Querrichtung.

XI. Allgemeine Folgerungen.

Das Widerstandsvermögen des Fußes ist, wie die Untersuchungen ergaben, ganz eigenartig gelagert und wird vornehmlich durch die spannenden Leistungen der Fußmuskulatur dargestellt. Soll also ein Fuß haltungsrichtig bzw. leistungsfähig bleiben oder werden, so ist in erster Linie eine einwandfreie Behandlung des aktiven Spannapparates nötig. Die Kenntnis des Fußwiderstandes vermag einige unumstößliche *Forderungen hinsichtlich Pflege und Bekleidung des Fußes* aufzuzeichnen:

1. *Die Leistungsfähigkeit eines Fußes kann nur bei seiner systematisch und dauernd durchgeführten Pflege erhalten bleiben,* da an sein Widerstandsvermögen in mechanischer und physiologischer Hinsicht sehr große Ansprüche gestellt werden. Die Fußpflege darf sich nun nicht nur auf die selbstverständliche *Sauberhaltung* erstrecken, vielmehr ist es nötig, durch zusätzliche *gymnastische Übungen* eine aktive Bewegung aller Fußteile durchzuführen, damit die funktionellen Reize zur vollen Auswirkung gelangen. Solche ausgleichende Übungen sind vor allem bei den Menschen nötig, die ihre Füße hauptsächlich im Stehen belasten und bei denen, die wenig Gelegenheit zum Schuhwechsel haben.

Aus physiologischen Gründen ist zudem für eine *allseitige* und *allzeitige Durchblutung des Fußes* Sorge zu tragen. Wird aus irgenwelchen Gründen durch die Bekleidung der Blutkreislauf des Fußes gehemmt, so ist die Gefahr einer Spanneratrophie sehr groß. Es ist deshalb zweckmäßig, durch geeignete Maßnahmen wie Bürsten, Wechselbäder usw. den Fuß wenigstens früh und abends einmal zur starken Durchblutung anzureizen.

Ein gut passender und naturgemäß konstruierter Schuh vermag das dynamische Widerstandsvermögen des Fußes durchaus zu fördern; er kann aber in gar keinem Falle die Ergebnisse ersetzen, die eine geordnete Fußpflege im dargestellten Sinne erzielt. *Der bestgebaute Schuh allein nützt nichts, wenn nicht der Fuß die richtige Pflege erfährt!*

2. *Die Fußbekleidung darf das Widerstandsvermögen des Fußes in keiner Weise einschränken!* Wir müssen uns deshalb unbedingt von überspitzten modischen Anforderungen freimachen, die seine Leistungsfähigkeit herabsetzen. Ein Schuh ist ein Bekleidungsstück, das nicht nur das Auge befriedigen darf, vielmehr hängt von seiner Einwirkung auf den Fuß sehr viel für die Gesundheit des ganzen Körpers ab.

Eine vorurteilsfreie Kritik an unserem heutigen Schuhwerk muß sich vor allem auf zwei Nachteile erstrecken:

a) *Der Schuh mit einer „Spitze" ist absolut falsch.* Die Zehen werden auf jeden Fall in eine gegeneinander abgewinkelte (adduzierte) Stellung gebracht. Dadurch sinkt aus funktionellen und physiologischen Gründen die Leistungsfähigkeit der aktiven Spanner, während die passiven eine plastische Deformation durch Überdehnung erfahren können. Die Untersuchungen haben ergeben, wie wichtig gerade die Zehenmuskulatur für die Haltungsrichtigkeit des Fußes ist.

Das Ziel modischer Schöpfungen muß die *Entwickung strahlengeraden Schuhwerkes* sein, in dem die Füße Gelegenheit haben, die Zehen in geradliniger Verlängerung der Metatarsalen zu lagern. Der breite Schuh allein genügt nicht, vielmehr kommt es namentlich auf die geradlinige Innenführung und die fächerförmig sich nach vorn erweiternde Brandsohle des Schuhes an. Da alle Zehenmuskeln an der Verspannung des Gewölbes beteiligt sind, muß auch die Lage einer jeden Zehe, also auch der kleinen, Berücksichtigung finden. Ein Vergleich des nach vorn fächerförmig gespreizten Kleinkinderfußes und seinen rundlichen Zehen mit dem zugespitzten Fuß des Erwachsenen, vor allem mit seinen prismatisch abgequetschten Zehen, muß jeden vernünftigen Menschen von dem schädlichen Einfluß unserer heutigen Schuhformen überzeugen.

Da sich die Zehen auch von geringen Kräften aus ihrer Lage wegdrücken lassen (vgl. Abschnitt VI), muß eine Verformungsmöglichkeit bereits im Tragen unserer „einballigen" Strümpfe gesehen werden. Der strahlengerade Schuh bedingt die Verwendung *strahlengerader Strümpfe*, d. h. eines rechten Strumpfes für den rechten Fuß und eines linken Strumpfes für den linken Fuß. Der namentlich von den Damen heute noch aus Gründen einer gleichmäßigeren Abnutzung durchgeführte Wechsel von rechts zu links würde somit zugunsten einer sorgfältigeren Fußpflege aufgegeben werden müssen.

b) *Schuhe mit übermäßig großer Sprengung, also mit hohen Absätzen, die zudem noch eine schmale Auftrittsfläche haben, sind absolut falsch und schädlich für den Fuß.* (Bei diesen grundsätzlichen Erwägungen sollen anders geartete Einflüsse des hoch gesprengten Schuhes auf gewisse Fußdeformationen, wie z. B. Hohlfuß, außer acht bleiben.) Es wurde gezeigt, daß die funktionelle Betrachtung des Fußskelettes den Rückfuß als Tragteil kennzeichnet. Die funktionellen Reize hätten genügt, das Fersenbein entsprechend zu entwickeln, wenn der menschliche Rückfuß von Natur aus so hochgestellt sein sollte, wie es mitunter in unserem modernen Schuhwerk geschieht. Die rückwärtige Hochlagerung des Fußes bewirkt, daß der von Natur aus zum Tragen bestimmte Fußteil eine dem natürlichen Kraftfluß zuwiderlaufende Entlastung erfährt, die sich auf den Vorfußteil in schädlicher Weise auswirkt. Theoretisch sind zwar ab und zu die Vorteile einer Hochlagerung des Fußes durch den Absatz insofern ermittelt worden, als sich die Spannungen der plantaren Gewebe etwas ermäßigen (TIMMER, STORCK). Derartige Berechnungen stimmen selbstverständlich in den Zahlenwerten; zu bedenken ist jedoch, daß die Hochlagerung andererseits eine erhöhte Anspannung der Schienbein- und Wadenbeinmuskulatur in demselben Maße bedingt, wie die Waden- und Plantarmuskulatur entlastet werden.

Eine Auswertung der in Abb. 18 dargestellten Drehmomente in Abhängigkeit von der Absatzhöhe lehrt in Übereinstimmung mit Beobachtungen in der Praxis des Schuhanpassens, daß der mit breiter Auftrittsfläche versehene Blockabsatz bis 4 cm Höhe hinsichtlich des Auftretens unnatürlicher Spannungen eine Höchstgrenze darstellt. Der in der hohen Sprengung zu erblickende Nachteil ist wahrscheinlich auch weniger in der Höhe des Absatzes zu suchen als vielmehr in seiner mit steigender Sprengung immer kleiner werdenden Auftrittsfläche, welche die Knickbereitschaft des Fußes zu vermehren in der Lage ist.

In diesem Zusammenhange verdient die Bemerkung eines deutschen Pelztierjägers Beachtung, der nach jahrelangem Aufenthalt in der Wildnis zum ersten Male wieder die Zivilisation einer Stedt aufnehmen muß. Er fühlt sich gar nicht wohl und schreibt u. a.: „Dazu kam, daß ich wieder *Lederschuhe mit Absätzen* an den Füßen trug, die in der wahnsinnigen Augusthitze auf den

Stein- und Asphaltstraßen mir die Füße zu verbrennen suchten. Am liebsten hätte ich sie mitten auf der Straße stehenlassen, um sie mit den geliebten *weichen absatzlosen* indianischen Mokassins zu vertauschen!“

3. *Die heute leider noch viel zu häufig angewandte Gewölbestützung ist grundsätzlich zu vermeiden.* Es gibt noch genügend Deformationsfälle, wo Schmerzbefreiung nur durch das Unterfangen des Fußes in seinem Gewölbe mittels starrer Unterstützungselemente erwirkt wird. Derartige Maßnahmen müssen aber auf ein Mindestmaß zurückgeführt werden, denn die Betrachtung des Fußwiderstandsvermögens zeigt ja deutlich, daß jedwede Gewölbestützung grundsätzlich nicht nötig, ja darüber hinaus sogar nachteilig ist.

Die anatomische Betrachtung ergibt, daß das Skelett des Fußes rein konstruktiv gar kein Gewölbe ist. Physiologische Überlegungen stellen dar, wie sich das schützende Gewebe der großen Fußsohlenbinde nicht in die Gewölbezone des Fußes erstreckt, also auch dort keinen Schutz gegen Abquetschung der Blutgefäße bietet. Die Gewölbestützung ist deshalb physiologisch ein grundsätzlicher Fehler. Und schließlich kann sie auch aus funktionellen Erwägungen heraus nicht verteidigt werden: Der Tragteil ist der Rückfuß, der vornehmlich die Lasten, namentlich statischer Art, abzufangen hat und deshalb verantwortlich für die Gesamthaltung des Fußes ist (vgl. Abschnitt IX). Soll der Fuß also eine zusätzliche Stützung bzw. Lagerung im Schuhwerk oder in einer Einlage erfahren, so ist auf alle Fälle grundsätzlich zuerst eine *nachhaltige Rückfußlagerung* zu versuchen.

Die Warnung vor einer allzu schnell durchgeführten, meistens noch auf der Gewölbetheorie aufbauenden Abstützung in der Gewölbezone des Fußes hat sich vor allem auf die Behandlung des noch entwicklungsfähigen Kinderfußes zu erstrecken. Der Fachmann muß sich häufig wundern, wie heute noch leider viel zu oft kleine Kinderfüße auf irgendwelche große Metallschalen gesetzt werden, die doch das passive und vor allem das aktive Widerstandsvermögen des sich noch in starker Entwicklung befindlichen Organs erheblich mindern müssen!

Die das Gewölbe stützende Einlage kann nur vom Fachmann unter sorgfältiger Ausnutzung eines großen Erfahrungsschatzes individuell angepaßt werden. Ein Verkauf fabrikfertiger Metalleinlagen über die Ladentafel auf Grund der Angabe der Schuhgröße bringt so zahlreiche Gefahren mit sich, daß er verboten werden müßte.

4. Eine häufig oberflächliche Beobachtung des Widerstandsvermögens des Fußes hat zur Entwicklung des sog. *orthopädischen Serienschuhwerkes* geführt. Die Verdienste einiger Fachleute für die Entwicklung dieses Gebietes sollen nicht geschmälert werden, wenn festgestellt wird, daß man bei der ersten Gestaltung orthopädischer Serienschuhe lediglich von anatomischen Gesichtspunkten ausging: Der Fuß wurde als Gewölbe angesehen, das allseitig gestützt werden mußte. Infolgedessen entstanden die orthopädischen Schuhe mit rechts und links hochgewalkter Brandsohle, mit doppelseitiger Gelenkstütze usw. Damit ein „Durchtreten“ des Schuhgelenkes vermieden wurde, erhielt dieses Schuhwerk zwischen Absatz und vorderer Lauffläche eine möglichst „starre Gelenkfeder“.

Diese eigentümliche Fußlagerung wurde verteidigt durch die Beobachtung der Fußlagerung im sog. Naturboden, wobei unter dieser Art von Auftrittsfläche eine Unterlage verstanden wurde, die sich elastisch deformiert.

Es ist bekannt, daß es genügend Leute gibt, die sich in derartigem Schuhwerk sehr wohlfühlen, und daß auch diese Schuhe zum Teil mit großer Sorgfalt entwickelt wurden. Diese Tatsache ist damit zu erklären, daß eine nachhaltige Schädigung von der einfachen rechts und links hochgewalkten Brandsohle nicht ausgehen kann, da sie ja einen konstanten Gegendruck nicht auszuüben vermag. Grundsätzlich bedeutet aber die Entwicklung eines solchen Schuhes die Verwirklichung falscher Überlegungen:

Wir dürfen ja den Fuß auf sein Widerstandsvermögen hin gar nicht anatomisch betrachten, wir müssen vielmehr seine funktionellen Eigenschaften in den Vordergrund stellen! Die Untersuchungen ergaben die Notwendigkeit der *Erhaltung des Schwingvermögens im Fuß*, und aus diesem Grund muß schon der Wert einer „absolut starren Gelenkfeder" angezweifelt werden! Die im Gewölbe hochgeführte Brandsohle ist grundsätzlich objektiv wertlos. Ihre Verteidigung auf Grund der sog. Naturbodentheorie ist äußerst mangelhaft: *Auch der auf nachgiebigem Boden auftretende Fuß lagert sich niemals im Gewölbe*! Die Gewölbezone des Fußes bleibt auf nachgiebigem Boden frei, abgesehen von einem Boden, dessen Bestandteile nachzurollen vermögen, wie es z. B. beim trockenen Dünensand der Fall ist. Auf einem solchen Naturboden sinkt der Fuß allerdings bald bis an die Knöchel ein; die Folge davon ist aber, daß der Mittelfuß, da er ja nun im Gewölbe gestützt wird, seine federnden Funktionen nicht ausüben kann, und bei der Fortbewegung auf nachrollendem Sand vermögen wir nicht federnd zu gehen, wir müssen vielmehr stapfen! Die Naturbodentheorie ist typisch für die Leichtfertigkeit, mit der vor allem in der Praxis der Schuhwirtschaft häufig das Widerstandsvermögen des Fußes beurteilt wird. Sie hat sich eingenistet, weil sie bequem und für die meisten Menschen unkontrollierbar ist. Ebenso zeugt von geistiger Trägheit der stetige Hinweis auf unsere harten Böden als Ursache für unsere schlechten Füße: Wir zivilisierten Menschen müssen uns eben zumeist mit dieser Art Auftrittsfläche abfinden, denn wir können in stumpfer Resignation nicht auf eine Änderung der Bodenverhältnisse warten, die auch bedeutende Nachteile bringen würde, sondern wir müssen in systematischer Gymnastikarbeit den nötigen Ausgleich herbeiführen! *Wenn schon ein Faktor der Zivilisation für die Fußschädigungen zur Verantwortung gezogen werden soll, dann müssen wir, streng gegen uns selbst, auch nur gegen die nachteilige Erscheinung kämpfen, deren Überwindung tatsächlich eine Änderung herbeiführen kann, nämlich gegen die Modetorheit*!

Das orthopädische Serienschuhwerk hat nun, namentlich im Laufe der letzten Jahre, eine grundsätzliche Wandlung insofern erfahren, als die Hersteller die anatomische Betrachtungsweise verließen und, richtig aufgeklärt, die funktionelle Lagerung des Fußes betonten. Deshalb zeigt das heutige Serienschuhwerk, das irgendwelche besonderen orthopädischen Merkmale aufweist, vornehmlich die Rückfußlagerung, die nun mit verschiedenen Konstruktionselementen zu erreichen ist. Die Erfahrung hat gelehrt, daß auch im Serienschuh die Anwendung einer mehr oder weniger nachhaltigen Rückfußlagerung ganz allgemein zu bedeutend größeren Erfolgen führt, als die Methode der Gewölbestützung. Dabei soll der Erfolg weniger durch eine absolute Erhöhung des Widerstandsvermögens des Fußes gekennzeichnet sein, als vielmehr in den meisten Fällen durch eine Schmerzlinderung bzw. durch Schmerzbefreiung. Diese Vorteile geben dem betreffenden

Individuum häufig sekundär die erforderlichen Energien, vor allem seelischer Art, zurück, die sich dann sehr wohl relativ und mittelbar günstig hinsichtlich des Fußwiderstandes auszuwirken vermögen.

5. Die Beobachtung des *Schwingvermögens* im Fuß führt zwangsläufig zu einer Entwicklung des Schuhwerks, die durch eine bestimmte *Nachgiebigkeit im Sohlenboden* gekennzeichnet ist. Es ist üblich, derartige Schuhe als fußbeweglich anzusprechen. Ein fußbeweglicher Schuh bietet den Bewegungen des Fußes in keinerlei Weise einen nachhaltigen Widerstand. Wenn im vorangegangenen Absatz 4 das sog. orthopädische Schuhwerk seine Charakterisierung vor allem durch die Anbringung stützender Elemente erfuhr, so will der fußbewegliche Schuh jedwedes stützendes Element vermeiden, damit vor allem den aktiven Spannern die nötige Bewegungsfreiheit verschaffend, die zu ihrer Stärkung führen kann. Man könnte also einen solchen Schuh ohne jedwede Versteifung als *Schlüpfschuh*, den anderen als *Stützschuh* ansprechen.

Derartige Überlegungen, das Widerstandsvermögen des Fußes aktiv zu fördern, sind absolut richtig, denn die Möglichkeit größerer Bewegungsausschläge der einzelnen Fußteile fördert die Leistungsfähigkeit der aktiven Spanner. Eines ist jedoch bei dieser Entwicklung der Gedankengänge und auch der praktischen Verwirklichungen zu bedenken: *Der aktive Spannapparat kann noch so kräftig gestaltet werden, die Tatsache des vornehmlich längsgerichteten Widerstandsvermögens des Fußes sowie seiner Knickbereitschaft wird stets bestehen bleiben*! D. h. mit anderen Worten: Eine Kräftigung des aktiven Spannapparates wird in allererster Linie einer Erhöhung des Widerstandsvermögens in der Längsrichtung des Fußes gleichkommen. Theoretisch wäre damit die Gefahr einer reinen Senkfußbildung auszuschalten. Dagegen bleibt trotz der Stärkung in der Längsrichtung die empfindliche Schwäche des Fußes in seiner Querrichtung medialwärts auch unmittelbar bestehen! Die Fachleute müssen sich darüber klar sein, daß die Entwicklung eines allseits fußbeweglichen Schuhwerkes zwar hypertrophische Folgen auf die Muskulatur im günstigen Sinne zeigen kann, daß aber die auf den Fuß bezogenen Vorteile zum Teil wieder ausgeglichen werden durch die im Schuh selbst auftretenden Nachteile (wie Austreten, Absenken der Schuhgelenkpartie), die sich dann sekundär auch wieder auf den Fuß zu erstrecken vermögen.

Der allseitig bewegliche Schuh ist fabrikationstechnisch verhältnismäßig einfach zu gestalten. Dagegen wird bei seiner Benutzung, vornehmlich vom stehenden Fuß, zu beobachten sein, daß das Schuhgelenk infolge der Schuhsprengung sich sehr bald „durchtritt". Dieses Wegrutschen der Gelenkpartie, namentlich vor der Absatzstirn nach außen zu, ist durchaus nicht etwa ein Kennzeichen lediglich eines deformierten Fußes; auch der Normalfuß hat infolge seines Schwingvermögens und der Kontraktion der an der unteren Außenseite des Fußes liegenden aktiven Spanner das Bestreben, eine Auswulstung nach unten zu vorzunehmen. Das durchgebogene Schuhgelenk kann aber im Sinne der anzustrebenden Haltungsrichtigkeit des Fußes keinen Vorteil bringen, da ja der unbekleidete Fuß auch auf nachgiebigem Boden mit der Außenseite in einer ebenen und keinesfalls konvexen Fläche auftritt.

Diese Beobachtung erzwingt die Frage, *ob denn überhaupt die Gelenkpartie des Schuhes unbedingt allseitig beweglich sein muß!* (vgl. Grouven). Die Notwendigkeit einer möglichst freien Zehenbewegung und damit der aktiven

Förderung der Zehenmuskulatur führt zu der absolut richtigen, möglichst großen Biegsamkeit des Schuhvorderteiles. Die mit den distalen Enden dort aufliegenden Metatarsalen werden die ihnen dadurch ermöglichte Beweglichkeit, vor allem in der Querrichtung, aufnehmen, wie es auch beim Gang des unbekleideten Fußes auf unebenem Boden in verstärktem Maße geschieht. Die ausgleichende Bewegung der Metatarsalköpfchen pflanzt sich nun über die Synarthrosen des Mittelfußes fort, in dessen proximal gelegenen Gelenken dann der Ausgleich stattfindet. Die federnde und ausbalancierende Bewegung hat ihren Anfang im Vorfuß, spielt sich aber ausgleichend im Fußrücken ab. Beobachtet man den mit einem Halbschuh bekleideten Fuß, so wird man erkennen, daß sich der Verlauf der eben geschilderten Balancierbewegung außerhalb des Schuhrandes, eben nach dem Fußrücken zu, vollzieht! *Die absolute Beweglichkeit des Schuhgelenkes, das ja wiederum eine Folgerung der Sprengung ist, ist funktionell nicht nötig!*

In diesem Zusammenhang ist eine Statistik von GÜNTZ von Bedeutung, der unter 782 Plattfußkranken 354 Haufsrauen im Alter zwischen 45 und 49 feststellte. Die Erklärung für diese auffallend hohe Zahl findet er in der Tatsache, daß „Frauen oft stundenlang in ihrer Küche stehen, während der Mann schon allein beim Gang zu seiner Arbeitsstätte einen größeren Weg zurücklegt und dabei festes Schuhwerk trägt, während die Frau häufig in Hausschuhen in der Küche arbeitet".

Zur Zeit ist das Urteil der Fachleute über die Gelenkausführung des gesprengten Schuhes noch nicht einheitlich, da die nötigen Erfahrungen fehlen. Eine vorurteilslose Auswertung systematisch durchgeführter, umfangreicher Versuchsreihen wird zeigen, ob die eben gegebenen Behauptungen bewiesen werden können, die auf einer sorgfältigen Untersuchung des Fußwiderstandsvermögens aufgebaut sind.

6. Faßt man alle sich um das Schwingvermögen des Fußes bewegenden theoretisch und praktisch noch zu lösenden Aufgaben zusammen, so drängt sich dem Fachmann die Frage auf: „*Welche Serienschuhkonstruktion dürfte denn nun die Aussicht auf größtmöglichen Erfolg hinsichtlich der Förderung der Fußgesundheit haben?*"

Die Antwort auf diesen Fragenkomplex liefert die eigenartige Lagerung des Widerstandsvermögens: Dem Zwang zur Gewährleistung der nötigen Bewegungsmöglichkeit steht infolge der Knickbereitschaft und der Eigenart der Längsverspannung der geringe Schutz des Fußes in seiner Querrichtung gegenüber. *Deshalb dürfte es zweckmäßig sein, den Schuh so zu gestalten, daß der Vorfuß seine absolute Beweglichkeit erhalten kann, der Rückfuß aber medialwärts so gelagert wird, daß die Knickbereitschaft auf ein Mindestmaß zurückgeführt wird, während das Schwingvermögen in der Längsrichtung von dieser nachhaltigen Lagerung in keiner Weise beeinträchtigt wird.* Die Gelenkpartie des Schuhes soll so ausgebildet sein, daß der Mittelfußteil die geringe vertikale Federung ausführen kann, die seinem haltungsrichtigen Zustand entspricht. Darüber hinaus muß die Möglichkeit zur plastischen Deformation im Schuhgelenk genommen werden, d. h. seine federnde Nachgiebigkeit darf ein bestimmtes, der Längsfederung des Mittelfußes entsprechendes Maß nicht überschreiten.

Die Erfahrung hat gelehrt, daß sich derartiges Serienschuhwerk, das in zahlreichen Ausführungen heute auf dem Markte ist, für die Erhaltung des Fußwiderstandsvermögens fördernd auswirkt.

Schließlich möge erwähnt sein, daß diese sich auf die Entwicklung des Schuhwerks beziehenden grundsätzlichen Gedankengänge einer strengen Kritik nur standhalten können, wenn man den natürlich gestellten, also möglichst geradeaus gerichteten Fuß und damit die ökonomische Ausnutzung seiner Gelenke voraussetzt.

7. Unsere Generation zeigt sehr häufig Füße, die ein verringertes Widerstandsvermögen besitzen, dessen weiteres Absinken zwar mitunter noch verhindert werden kann, dessen volle Höhe aber nur in den seltensten Fällen wieder zu erreichen ist. *Es muß deshalb die vornehmste Aufgabe bleiben, vor allem die Füße der heranwachsenden Generation einwandfrei zu bekleiden.* Die unter Absatz 2 gegebenen Bedingungen, die zur Erhöhung des Widerstandsvermögens führen können, sind deshalb vor allem für die Füße von Kindern und Jugendlichen zu berücksichtigen.

Besondere Sorgfalt muß dem Kleinkinderfuß gewidmet werden, damit er beizeiten an eine systematische aktive Gymnastik gewöhnt wird. Für ihn kommt grundsätzlich der allseits bewegliche *Halbschuh* in Frage, der funktionell und physiologisch das Widerstandsvermögen des Fußes zu fördern imstande ist. Die Anwendung von *Knickfußkeilen, Knickfußstiefeln* und ähnlichen Hilfsmitteln, die lediglich eine passive Wirkung auszuüben vermögen, ist möglichst zu vermeiden. Der sich entwickelnde Kinderfuß braucht überhaupt keine Bekleidung, solange er nicht in Stand oder Gang beansprucht wird.

Die systematische Pflege des Fußes ist bereits dem *Kleinkind* mit derselben Ausdauer beizubringen, mit der es z. B. zum Zähneputzen angehalten wird. Der älter werdende Mensch wird dann die Fußpflege wie einer liebgewordenen Gewohnheit nachgehen, von der er nicht mehr lassen kann.

Schließlich möge noch darauf hingewiesen sein, daß an das Widerstandsvermögen des Kleinkindfußes unzulässige Ansprüche gestellt werden, wenn ein gesundes Kleinkind zum Laufen gezwungen wird. Der Übergang vom Kriechen zum aufrechten Gehen erfolgt instinktiv. Eine zwangsweise Beschleunigung der natürlichen Entwicklung durch das Laufenlehren kann sehr wohl zu einer Minderung des Fußwiderstandes führen.

XII. Besondere Folgerungen für die Schuhwirtschaft.

Aus den vorliegenden Ausführungen geht eindeutig hervor, daß die Schuhwirtschaft, also *Schuhindustrie und Schuheinzelhandel*, zu denen schließlich auch das Schaffen der *Leistenindustrie* in Beziehung zu setzen ist, noch große Aufgaben zu lösen hat. Der Vergleich der im vorigen Abschnitt dargelegten rein technischen Folgerungen aus der Betrachtung des Fußwiderstandes mit den praktischen Ergebnissen läßt bereits erfolgreiche Ansätze zu einem Fortschritt erkennen.

Darüber hinaus müssen aber *Hersteller und Verkäufer von Schuhwerk* eine hohe Verpflichtung übernehmen: Sie haben den Mut aufzubringen, ohne Zugeständnisse die sich aus der Betrachtung des Fußwiderstandes ergebenden Forderungen restlos zu erfüllen. *Schuhhersteller und Schuhverkäufer müssen grundsätzlich die Bedeutung des Schuhs für die Fußgesundheit, ja ganz allgemein für die Gesundheit des Menschen erkennen, dabei immer mehr von der rein ästhetischen Betrachtungsweise des Schuhs abweichend!* Damit ist nicht gesagt, daß der „richtige" Schuh nun unbedingt unschön wirken müsse; es dürfte aber förderlich sein, wenn den Modekünstlern bestimmte Richtlinien gegeben würden, von denen sie nicht abweichen dürfen. Der freien Phantasie bleibt gerade beim Schuhwerk trotz gewisser Einschränkungen doch immer noch genügend Betätigungsmöglichkeit!

Solche Erkenntnisse können aber nur durch eine systematisch durchgeführte *Erziehung auf dem Gebiete der Fußkunde* gewonnen werden, die sowohl ein oberflächliches Streifen des schwierigen Stoffes als auch ein Aufstellen unfruchtbarer und verwirrender Theorien verbietet. *Der Schuh ist eben nicht nur ein Modeartikel, sondern ein Bekleidungsstück, dessen Beschaffenheit und Paßform die menschliche Gesundheit in großem Maße zu beeinflussen vermögen!* Diese Tatsache ist leider in weitesten Kreisen, vor allem vom kaufenden Publikum, noch nicht richtig erkannt.

Gleichsam in der vordersten Linie dieser Tätigkeit steht der *Schuhverkäufer*, der sich unbedingt in immer stärker werdendem Maße zu einem Vertrauen empfangenden Berater des Schuhkäufers entwickeln muß. Die zu übernehmende Verantwortung erheischt aber eine *gründlichere Ausbildung des Schuhverkäufers*, als es bislang der Fall ist! Der deutsche Schuheinzelhandel wird sich das Instrument schaffen müssen, das ihm systematisch die nötigen Kenntnisse und gesammelten Erfahrungen zu vermitteln in der Lage ist. Diese Notwendigkeit ist besonders bei der Abgabe von Schuhen oder Hilfsmitteln gegeben, die in irgendeiner Weise das Widerstandsvermögen des Fußes beeinflussen sollen: Die Aufklärung für die Ausgabe des sog. orthopädischen Schuhwerks oder von Fußlagern darf in Zukunft nicht mehr der Herstellung überlassen bleiben, die von einer einseitigen Behandlung des Fragenkomplexes — das liegt in der Natur der Werbung — nie ganz frei bleiben kann. Die Ausgabe dieser Mittel darf aber auch nicht Leuten anvertraut sein, deren Kenntnisse oder Fähigkeiten unzureichend sind. Dieses Urteil mag hart klingen; die Allgemeinheit aber, die zunächst von der Behandlung der Füße meistens nichts oder nur sehr wenig versteht, hat ein Recht auf eine entsprechende Vertiefung der Anschauungen bezüglich des Schuhverkaufs, der eben nur von wirklichen Fachleuten vorgenommen werden soll. Und die große Anzahl der vorhandenen Fußschwächen zwingt zudem zu einer stärkeren Betonung aller die Fußgesundheit betreffenden Fragen.

Anderseits ist das Widerstandsvermögen des Fußes in so starkem und vielfältigem Maße von der Fußlagerung abhängig, daß eine wesentliche Einschränkung der bisherigen Tätigkeit des Schuhhandels zu einer schweren Schädigung der allgemeinen Fußgesundheit führen müßte. Die Tatsache, daß 95% aller Füße durch den Schuheinzelhandel bekleidet werden, läßt diese Folgerung ziehen. An dieser Stelle werden demnach auch zuerst die Fußnöte bekanntgegeben. Die geforderte straffe Erziehung des Schuheinzelhandels kann sich also sehr segensreich auswirken und würde vorteilhaft eine noch stärkere Einschaltung in die *Zusammenarbeit mit Arzt und Facharzt* mit sich bringen. Es ist nicht zu verkennen, daß im Schuheinzelhandel eine Unsumme von Erfahrungen steckt, die noch auf eine grundsätzliche, allen Fachkreisen mitzuteilende Auswertung wartet. Er könnte sich somit zu einem stark und vielfältig befruchtenden Erfahrungszentrum entwickeln.

Die *hohe Verantwortung des Schuhverkäufers für die Erhaltung des Fußwiderstandes* ist besonders gut ersichtlich aus der ihm gegebenen Möglichkeit, mit verschiedenen zusätzlichen Hilfsmitteln zu arbeiten, wie z. B. mit der Einlage.

Eine *Einlage* ist ein im Schuh einzulegendes Hilfsmittel, das in den meisten Fällen die Beseitigung von Fußschmerzen oder von Schmerzen bezweckt, deren Ursachen in einer Ermüdung, Schwäche oder Fehlbildung des Fußes zu suchen sind. In manchen Fällen dient die Einlage als Mittel zur Durchführung einer beabsichtigten Haltungsänderung des Fußes.

Somit wird die Einlage in beiden Fällen nicht eigentlich als Heilmittel, sondern als Hilfsmittel zu betrachten sein, das in irgendeiner Weise das Widerstandsvermögen des Fußes vorteilhaft beeinflussen soll. Die Begriffsbestimmung gibt die verschiedenen Aufgaben der Einlage an. Infolgedessen sind ihre Ausführungsformen grundsätzlich mannigfaltig und ihre Anwendungsgebiete müssen gemäß der zu lösenden Aufgabe streng getrennt werden.

Eine *Systematik der Einlagen* läßt sich nach SCHEDE am zweckmäßigsten in einer Zweiteilung durchführen:

a) Die *korrigierende Einlage* soll den Fuß voll aufrichten und in haltungsrichtiger Stelle halten. Für diese Ausführung soll die Bezeichnung „*Einlage*" beibehalten werden.

b) Die *lediglich stützende Einlage*, die auf eine volle Korrektur des Fußes verzichtet, und nur die durch Ermüdung, Schwächung oder Verformung bedingten Beschwerden beeinflussen will. Solche Ausführungen erhalten vielfach die Bezeichnung „Fußstütze". Dieser Name legt aber die Kennzeichen zu eindeutig fest, da er einseitig auf eine bestimmte Aufgabe hinweist, zudem auch eine Wirkung andeutet, deren Erzielung vielfach nicht nötig, im Hinblick auf die betreffende Konstruktion aber auch meistens unmöglich ist. Es dürfte deshalb zweckmäßig sein, für diese Hilfsmittelgruppe die neutrale Bezeichnung „*Fußlager*" zu wählen.

Hinsichtlich des Anwendungsgebietes können sämtliche Hilfsmittel in diesen beiden Gruppen untergebracht werden. Eine systematische Unterteilung nach der Konstruktion wäre zweckmäßig, vermöchte aber nur graduelle, keine grundsätzlichen Unterschiede festzuhalten. Vorteilhaft wäre auch die Aufstellung einer *einheitlichen Nomenklatur*, die, rein sachlich, durch logisch gewählte Bezeichnung vielleicht sogar mit zu einer sorgfältigeren Verwendung der zahlreichen Konstruktionen zu führen vermöchte.

Einlage und Fußlager unterscheiden sich grundsätzlich in Ausführung, Anwendung und Wirkung:

Die *Einlage* zwingt dem Fuß in seiner Gesamtheit die Form auf und muß deshalb zumeist eine wenig nachgiebige Ausführung erfahren, welche die großen auf den Fuß einwirkenden statischen und dynamischen Kräfte aufzufangen in der Lage ist. Eine solche starke mechanische Beeinflussung des Fußes erfordert eine genaue individuelle Anpassung der Einlage; die Anpassungsschwierigkeit steigert sich mit den gewollten, sich vermehrenden Korrekturmaßnahmen. Die fabrikfertige, ohne individuelle Bearbeitung verabreichte Einlage wird in ihrem Erfolg lediglich vom Zufall der Übereinstimmung von vorhandener und gewollter Form abhängig sein; sie ist deshalb für eine allgemeine Verwendung zu verwerfen.

Dagegen beeinflußt das *Fußlager* den Fuß nicht so, daß er in seiner Gesamtheit eine andere Haltung einnimmt. Der Fuß erfährt vielmehr durch das Fußlager von der Planta her oder nach dem Rückfuß zu vornehmlich eine Beeinflussung der das Skelett umgebenden Weichteile, die eine Spannungsänderung der kurzen Fußmuskeln bzw. der großen Fußsohlenbinde zur Folge hat. Es ist hinreichend bekannt, daß durch das Tragen von Fußlagern in sehr vielen Fällen Beschwerden verschwinden, die auf Ermüdungserscheinungen, Schwächen, ja schließlich auch auf Verformung des Fußes zurückzuführen sind. „In der Behebung des Ermüdungsschmerzes und der Prophylaxe eigentlicher Belastungsbeschwerden findet das fertige Fußlager ein weites und dankbares Betätigungsfeld" (ZUR VERTH).

Da das Fußlager keinen eigentlich korrigierenden Einfluß ausüben will und, unter Berücksichtigung der konstruktiven Verhältnisse, auch meistens gar nicht auszuüben vermag, kann es in fabrikfertiger Ausführung im Handel erscheinen, sofern die durchschnittlichen Verschiedenheiten der Fußtypen in verschiedenen Größen und Modellen der Ausführung Berücksichtigung gefunden haben. Die Individualität der Maßnahmen kann in der Auswahl eines Fußlagermodells für einen bestimmten Fuß erschöpft sein, wobei aber unbedingt die verschiedenen Fußzustände eine sorgfältige Wahl unter verschiednen Ausführungen verlangen. Eines ärztlichen Zutuns oder einer ärztlichen Verordnung bedarf es in diesem Falle nicht. Wenn auch infolge der Tatsache, daß sich hinter jedem Fußschmerz eine ernste Erkrankung verbergen kann, das Bestreben zu verzeichnen ist, selbst bei leichten Zuständen die Verabreichung eines Fußlagers durch den Arzt vornehmen zu lassen, so wird die große Anzahl der Fälle doch ein systematisches Einschalten des Arztes unmöglich machen. „Schließlich wird es ebensowenig gelingen, jeden Menschen mit Kopfschmerz in die ärztliche Sprechstunde zu bringen." (ZUR VERTH.)

Der Erfolg der Einlage sowohl als auch des Fußlagers ist in hohem Maße von ihrer *Lage im Schuh* abhängig. Beide Hilfsmittel müssen eine sorgsam gewählte Lagerungsverbindung zwischen Fuß und Schuh darstellen, andernfalls besteht die Gefahr des Verlustes ihrer korrigierenden bzw. lagernden Wirkung. Es sind Schuhe bekannt, die sich infolge eines vergrößerten Volumens nach dem Schuhboden zu besonders zur zusätzlichen Aufnahme einer Einlage eignen. Für die Anwendung eines Fußlagers ist in den seltensten Fällen ein besondrer Schuh nötig; immerhin muß er infolge der durch die Anbringung des Fußlagers bedingten Lageveränderung des Fußes äußerst sorgfältig ausgewählt werden.

Aus dem Gesagten folgt:

a) *Die engen Beziehungen zwischen Einlage bzw. Fußlager zu Schuh und Fuß können in ihrer Mannigfaltigkeit nur im Schuheinzelhandel beobachtet und hergestellt werden, dem die Bekleidung der Füße vornehmlich obliegt.*

b) *Die Überprüfung der Lagerungsbeziehung dieser Hilfsmittel im Schuh gegenüber dem Fuß ist nur möglich bei hinreichenden Kenntnissen auf anatomischem, physiologischem und vor allem funktionellem Gebiete, damit keine Zirkulationsstörungen durch die zusätzliche Anbringung von Hilfsmitteln eintreten. Die mit einer solchen Tätigkeit zu übernehmende Verantwortung erfordert eine Einschränkung der Übertragung auf ausgebildete Fachleute.*

c) *Alle Fabrikate, deren Einfluß vor allem in physiologischer Hinsicht schädlich sein kann, sind zu verwerfen und zweckmäßig nicht mehr herzustellen. Damit schwindet grundsätzlich die Gefahr, daß ungeeignete Hilfsmittel von unkundigen Händen verabreicht werden können.*

Es ist bekannt, daß mit den verschiedenen Fußlagerkonstruktionen allseitig große Erfolge erzielt werden. Diese Tatsache läßt es erklärlich erscheinen, daß rund 75% dieser Fußlager im Schuhladen verabreicht werden. Infolge der Verantwortung, die bei der Verabfolgung dieser Hilfsmittel zu übernehmen ist, müssen die Grenzen der eigenartigen Aufgabe der Fußlager erkannt werden.

Die *praktische Bedeutung der Schuhwirtschaft* für die Erhaltung des Fußwiderstandes ist erwiesen. Es liegt an ihr, die große Aufgabe noch besser zu erkennen und unbeirrt ihrer Lösung zuzustreben. Daß es hier noch zu feilen, entwickeln, vervollkommnen gibt, zeigt unter vielem anderen deutlich ein Blick auf die Arbeiten des Arztes Petrus Camper (Thomsen), der bereits im 18. Jahrhundert die schweren Schädigungen des Fußwiderstandes durch unpassendes Schuhwerk erkannt und mitgeteilt hat, wie sie vor allem auf den *verderblichen Einfluß modischer Auswüchse* zurückzuführen sind. Den Vorwurf zu entkräften, gegenüber diesen schon vor 150 Jahren gewonnenen richtigen Erkenntnissen vielerorts zurückgeschritten zu sein, wird eine der vornehmsten, rein materielles Schaffen überragenden Aufgaben unserer Schuhwirtschaft bleiben.

Offenstehende Fragen müssen aber sofort gelöst werden, damit kommende Generationen auf festeren Füßen stehen als wir.

XIII. Ausblick.

Die Bearbeitung des Problems einer allgemeinen Hebung der Fußgesundheit ist gleichzusetzen dem Bemühen, das Widerstandsvermögen der Füße konstant zu halten bzw. zu vergrößern. Zu einer solchen Verbesserung vermag das Schuhwerk nur beizutragen, wenn *grundsätzliche Fehler im Bau von Leisten und Schuh vermieden* werden. Darüber hinaus wird sich die Erhöhung der Beweglichkeit des Schuhs, vor allem in seinem Vorderteil, günstig für die Steigerung des Widerstandsvermögens des Fußes auswirken. In Abschnitt XI wurden anderseits die Grenzen gezeigt, die einer Leistungssteigerung durch bewegliches Schuhwerk gesetzt sind.

Selbst bei stärkster Kritik darf dem heutigen Serienschuhwerk leistungsfähiger Herstellerfirmen eine breite Anerkennung nicht versagt werden. *Diese Güte unseres Schuhwerks verlangt aber geradezu die Ausschaltung übertriebener modischer Forderungen, deren nachteilige Verwirklichung im spitzen und hochgesprengten Schuh erkannt wurde.* Es sind Anzeichen vorhanden, daß sich der *strahlengerade Schuh mit dem Blockabsatz* in immer stärkerem Maße durchsetzt, und diese Tendenz gilt es zu fördern. Die Fachwelt darf nicht verkennen, daß wir augenblicklich mit der Schaffung neuartigen Schuhwerks beinahe etwas zu viel des Guten tun: Wir abstrahieren zu sehr, d. h. wir entfernen uns zu weit von den natürlichen Verhältnissen! Ein neuer, die fußgesundheitlichen Belange besonders betonender Schuh zeigt heute mitunter Feinheiten in seinem Aufbau namentlich der Brandsohle, die einen Vergleich mit der Haltung des unbekleideten Fußes in keiner Weise erlauben. Das Widerstandsvermögen des Fußes ist ja nicht allein abhängig vom Schuh, sondern in erster Linie vom Fuß, d. h. vom Individuum selbst!

Es muß deshalb vordringliche Aufgabe der Fachwelt bleiben, in weiteste Kreise eine systematische Aufklärung über die Leistungsfähigkeit des Fußes und seine Pflege zu treiben! Die Belehrung hat einzusetzen vor allem bei den die Jugend betreuenden Stellen, also in Schulen und in Jugendverbänden. Dabei ist zu beachten, daß die Aufklärung nur von Fachleuten gegeben wird, die mit den Fußfunktionen genauestens vertraut sind! Hierzu muß die *Unterrichtung der Eltern* (Mütterberatungsstellen!) parallel laufen, damit sie nicht in konservativer Denkungsweise die berechtigten, sich auf vernünftige Beschuhung beziehenden Wünsche ihrer Kinder unerfüllt lassen.

In diesen Rahmen wird sich auch eine aufklärende Arbeit spannen, die *unermüdlich das Gehen mit möglichst geradeaus gerichteten Füßen lehrt*, wie es das unverbildete Kleinkind gewöhnt ist. Das Widerstandsvermögen des Fußes ist nun einmal längsgerichtet, und in der Längsrichtung will es ausgenutzt werden, d. h. der Fuß muß unter ökonomischer Ausnutzung seines Spannapparates und seiner Gelenke geradeaus gerichtet abrollen, da bei einer Auswärtsdrehung bereits wieder sehr starke Schubkomponenten auf die Spanner wirken. GAULHOFER hat in erschöpfenden Untersuchungen nachgewiesen, daß unsre durchschnittlich falsche Fußstellung lediglich einer eigenartigen Ansicht über die Schönheit des menschlichen Ganges entspringt. Fußgesundheitliche Erwägungen haben hier ebensowenig eine Rolle gespielt wie bei der Absatzfrage.

Je weitgreifender und zielbewußter eine solche Aufklärungsarbeit durchgeführt wird, desto eher wird auch der Laie überzeugt werden, daß das *spitze und übertrieben hochgesprengte Schuhwerk absolut falsch* ist, und desto eher wird sich auch eine strahlengerade Mode mit niedrigem und breitem Absatz durchsetzen. Infolge der gedanklichen Trägheit der Menschen bleibt für die Fußbekleidung leider immer noch der modische Anspruch das primäre. Es ist deshalb nur eine taktische Forderung, die Mode nach gesundheitlichen Gesichtspunkten zu gestalten. Dann wird auch das strategische Ziel zu erreichen sein, nämlich dem Fuß eine Bekleidung zu bieten, die außer den modischen Ansprüchen auch noch den Anforderungen vom gesundheitlichen Standpunkte aus Genüge leistet. Und diese Mode müßte dann bezüglich der Form konstant bleiben; die Schuhform würde somit als stets veränderlicher modischer Faktor verschwinden, da dann jeder Schuh grundsätzlich, strahlengerade ausgeführt, seine Form also nur noch auf die verschiedenen noch zu ermittelnden Fußtypen abzustimmen wäre. Damit könnte der Einfluß der Schuhmode auf Schaftzuschnitt und Farbe eingeschränkt werden, also auf Faktoren, welche das Widerstandsvermögen des Fußes nicht zu beeinträchtigen vermögen, anderseits aber noch genügend Raum zur geschmacklichen Abwandlung bieten.

Ein *systematischer Aufklärungsfeldzug* ist nötiger und auch erfolgreicher als die Summe aller in irgendeiner Weise doch sicher schon einmal grundsätzlich durchgeführter Versuche, das Schuhwerk durch Anbringung irgendwelcher Stützelemente neuartig zu gestalten. *Diese Breitenarbeit unaufhörlicher Aufklärung muß die Fachwelt jetzt leisten, damit der vorbeugende Kampf gegen die schädlichen Einflüsse bestanden werden kann, welche die beinahe ans Wunderbare grenzende Leistungsfähigkeit des Fußes zu beeinträchtigen vermögen!*

Daß die Lösung der Schuhfrage zudem großenteils auch ein *soziales Problem* darstellt, möge hier nur angedeutet werden. Gleichfalls muß eine *Vertiefung der Einlagenfrage auf dem Gebiete des Krankenkassenwesens* angestrebt werden.

Der *Fachwelt* bleiben hinsichtlich der Untersuchung des Widerstandsvermögens im Fuß noch genügend *Aufgaben* übrig. Die Grenzen unserer Erkenntnisse sind im Abschnitt II festgelegt worden. Wir dürften sie heute bezüglich der rein rechnerischen Ermittlung der Fußfunktionen erreicht haben. Aus ihr können wir keine vollkommene Aufklärung schöpfen, da der Fuß in seinem Widerstandsvermögen stets abhängig bleiben wird von unwägbaren Einflüssen physiologischer und letzten Endes auch psychischer Art. Diese sind aber nur durch eine möglichst große Anzahl von Versuchen zu ermitteln, so daß in Zukunft in immer stärkerem Maße die deduktive Methode zum Durchbruch gelangen wird. Es wurde bereits aufgezeichnet, daß dem Verfasser zur Vertiefung der Kenntnisse über den Fußwiderstand die Durchführung eines Meßverfahrens nötig erscheint, das die *Wanderung der Maximalbodendrücke* an der Fußsohle registriert. Dabei ist diese fortlaufende Aufzeichnung in Abhängigkeit zu setzen vor allem von der Fußstellung, von der Geschwindigkeit des Individuums, von der Bodenbeschaffenheit und von dem Schuhwerk. Ferner ist die Ausarbeitung eines exakte Ergebnisse vermittelnden Fußmeßverfahrens nötig, damit möglichst im ganzen Reich Fußmessungen durchgeführt werden, welche die *Aufstellung bestimmter Typen* gestatten. Dieses Typisierungsbestreben hat sich vor allem auf die Untersuchung der *Richtung des Rückfußes zum Vorfuß* zu erstrecken. Soll das Widerstandsvermögen des Fußes voll erhalten bleiben, dann ist eine nach Fußtypen durchgeführte Leistenbearbeitung in noch stärkerem Maße notwendig, als es bis jetzt geschieht, damit für die verschiedenen Fußtypen, die dann auch eine eindeutige Kennzeichnung erfahren müssen, die richtigen Paßformen zu haben sind.

Bei all diesen Versuchen ist ein Rückfall in die anatomische Betrachtungsweise zu vermeiden, denn nur eine sorgfältige Beobachtung der schwierigen Fußfunktionen kann weiterhelfen.

Es darf wohl behauptet werden, daß nach mancherlei Irrungen und Wirrungen die Kenntnisse um die Funktionen des Fußes heute so geweitet und verbreitet sind, daß sein Widerstandsvermögen die Beurteilung erfährt, die es im Hinblick auf die anzustrebende Gesunderhaltung des Fußes und damit des ganzen Körpers verdient. Darüber hinaus bleiben dem Theoretiker und dem Praktiker noch Aufgaben gestellt, die aber nur mit *exakten Methoden* zu lösen sind. Es ist zu warnen vor einer oberflächlichen Beurteilung der schwierigen Fußfunktionsverhältnisse.

Der aufwärtsstrebende Weg zur endgültigen Klarheit über die Fußfunktionen führt mühsam von Stufe zu Stufe. Keine darf übersprungen werden, da sonst die Gefahr einer uferlosen Weitung der Gedankengänge in das häufig unfruchtbare Gebiet der Hypothese sehr groß wird. Gewonnene Erkenntnisse aber, die eine allgemeine Hebung des Fußwiderstandsvermögens herbeizuführen vermögen, sind bedingungslos umzusetzen in die Herstellung gesundheitsfördernden Schuhwerks.

XIV. Schrifttum.

ABRAMSON, E.: Zur Kenntnis der Mechanik des Mittelfußes usw. Skand. Arch. Physiol. (Berl. u. Lpz.) **51** (1927).

BAISCH, B.: Bau und Mechanik des menschlichen Fußes. Stuttgart 1913. — BASLER, A.: Das Gehen und seine Veränderung durch verschiedene Umstände usw. Canton 1929. — Der Schwerpunkt des lebenden Menschen. Canton 1931. — BENNINGHOFF: Bauprinzipien des Bindegewebes usw. Verh. dtsch. orthop. Ges. **1935**. — BOIS-REYMOND, R. DU: Spezielle Muskelphysiologie oder Bewegungslehre. Berlin 1903. — BORCKE H. v.: Studien zur Entwicklung des menschlichen Ganges. Diss. Stuttgart 1938. — BRADLEY, H.: A foot and last measuring instrument. London 1928 — Foot measurement. London 1924, 1926, 1928. — BRAUS, H.: Anatomie des Menschen. Berlin 1929.

CRAMER, K.: Der Plattfuß. Stuttgart 1925.

DEBRUNNER: Vom Leben im Knochen. Verh. dtsch. orthop. Ges. **1935**. — DÖNITZ, A.: Die Mechanik der Fußwurzel. Diss. Berlin 1903. — DUCHENNE, G. B.: Physiologie der Bewegungen usw. Berlin 1885.

FICK, A.: Gesammelte physiologische Schriften. Würzburg 1903. — FICK, R.: Handbuch der Anatomie und Mechanik der Gelenke. Jena 1904, 1910, 1911. — FISCHER, O.: Beiträge zur Muskelstatik. Abh. d. Kgl. s. Ges. d. Wiss. **1896** — Der Gang des Menschen. Abh. d. Kgl. s. Ges. d. Wiss. 1895, 1899, 1904 — Theoretische Grundlagen für eine Mechanik der lebenden Körper. Leipzig 1906. — FROSTELL, G.: Beitrag zur Kenntnis der vorderen Stützpunkte des Fußes usw. Z. orthop. Chir. **47** (1925).

GAULHOFER, K.: Die Fußhaltung. Kassel 1930. — GEBHARDT, W.: Über die funktionelle Knochengestalt. Verh. dtsch. orthop. Ges. 1910. — GÖCKE, C.: Statik und Dynamik der Baustoffe des menschlichen Körpers. Verh. dtsch. orthop. Ges. 1934. — GÖRLACH, R.: Fuß und Schuhwerk auf Grund räumlicher Meßtechnik. Berlin 1930. — GROUVEN, P.: Neue Vorschläge zur Lösung der Schuh- und Einlagenfrage. Z. Orthop. **1938**. — GÜNTZ, E.: Beitrag zur röntgenologischen Darstellung der Metatarsalköpfchen und Sesambeine. Z. Orthop. **1938** — Schäden der Arbeit. Verh. dtsch. orthop. Ges. **1935**.

HÄSSELBARTH, A.: Die hohe Schule der Modell- und Schaftherstellung. Weimar. — HALLERMANN: Die Beziehungen der Werkstoffmechanik zur allgemeinen Knochenmechanik. Verh. dtsch. orthop. Ges. **1934**. — HOFFA, A.: Orthopädische Chirurgie. Stuttgart 1920. — HOHMANN, G.: Fuß und Bein. München 1934. — HÜBSCHER, C.: Die operative Verstärkung des Flexor hall. lg. beim Pes valgus. Verh. dtsch. orthop. Ges. **1910**.

JANKER, R.: Röntgenfilm über Gelenke des Fußes. Stuttgart 1937.

KLEMT, H.: Über die vorderen Sohlenstützpunkte. Z. Orthop. **1936**.

LETTENBAUER: Strukturveränderungen beim Plattfuß. Verh. dtsch. orthop. Ges. **1925**. — LORENZ, A.: Die Lehre vom erworbenen Plattfuß. Stuttgart 1883. — LUCAE, J. CH. G.: Die Hand und der Fuß. Abh. Senkenberg, naturforsch. Ges. **5** (1864/65).

MEYER, H. v.: Ursache und Mechanismus der Entstehung des erworbenen Plattfußes. Jena 1883. — MICHAELIS: Neue Beiträge zur Statik des Plattfußes. 15. Kongr. dtsch. orthop. Ges. 1920. — MORTON, J.: Foot disorders in general practice. J. amer. med. Assoc. **1937**.

NOWAK, P.: Über die Hebelarme des Fußes usw. Z. Orthop. **1936**.

PUSCH, G.: Die Entstehung des Plattfußes durch unsere heutigen Schuhe und Strümpfe. Med. Welt **35** (1936).

ROUX, W.: Gesammelte Abhandlungen über die Entwicklungsmechanik der Organismen. Leipzig 1895. — RUMPFF, H.: Elektrische Druckmessung. Bonn 1934.

SCHANZ, A.: Fuß und Schuh. Stuttgart 1905. — SCHEDE, F.: Die Haltung als Ziel der körperlichen Erziehung. Verh. dtsch. orthop. Ges. **1935** — Hygiene des Fußes. Leipzig 1935. — SCHOTTE, M.: Fußbeschwerden und ihre Behandlung. Wien 1935. — SPITZY: Bau und Entwicklung des kindlichen Fußes. Jb. Kinderheilk. **57**. — STAUDINGER: Eine neue Meß- bzw. Untersuchungsmethode des Fußes. Verh. dtsch. orthop. Ges. Stuttgart **1933**. — STORCK, H.: Körperschwere und Gelenke. Arch. f. Orthop. **1931**. — STRASSER, H.: Lehrbuch der Muskel- und Gelenkmechanik. Berlin 1908.

THOMSEN, W.: Vorführung eines Apparates zur Messung des Sohlendruckes nach Prof. Gräper-Jena. Verh. dtsch. orthop. Ges. Rostock 1937; Stuttgart 1938 — Über die Fußlänge, die Messung ihrer Veränderungen usw. Z. Orthop. Stuttgart 1937 — Petrus Campers Abhandlung über die beste Form der Schuhe. Leipzig 1939. — TIMMER, H.: Statik und Mechanik des Fußes usw. Z. orthop. Chir. **1935**. — TRIEPEL, H.: Einführung in die physikalische Anatomie. Wiesbaden 1902.

VERTH, ZUR: Die Technik der Schuheinlage. Verh. dtsch. orthop. Ges. **1937**; Stuttgart 1938.

WEIDENREICH, F.: Der Menschenfuß. Stuttgart 1921. — WOLFF, J.: Das Gesetz der Transformation usw. Sitzgsber. preuß. Akad. Wiss., Math.-naturwiss. Kl. **1884**.

Namen- und Sachverzeichnis.